MANOEUVRE SIMPLIFIÉE

DES

ACCOUCHEMENTS ARTIFICIELS

OU

CONTRE NATURE

que l'on termine à l'aide de la main et du forceps,

PRÉCÉDÉE

DU MÉCANISME RAISONNÉ DE L'ACCOUCHEMENT
NATUREL ET SUIVIE D'UN ARTICLE
SUR LA DÉLIVRANCE AVEC LES
INDICATIONS PRATIQUES.

PAR P. DONATIEN MERCÉ,

Docteur en médecine de la Faculté de Paris, professeur d'anatomie, de
pathologie et d'accouchement, (Maladies des femmes et des enfants.)

A Paris.

Chez l'AUTEUR, rue du Dragon, 9,
Et chez Mme Ve HILDEBRAND, libraire, cour de l'École-de-
Médecine pratique.

1848.

MANOEUVRE SIMPLIFIÉE

DES ACCOUCHEMENTS ARTIFICIELS

OU CONTRE NATURE.

Imp. de Mme DE LACOMBE,
rue d'Enghien, 12.

MANOEUVRE SIMPLIFIÉE

DES

ACCOUCHEMENTS ARTIFICIELS

OU

CONTRE NATURE

que l'on termine à l'aide de la main et du forceps,

PRÉCÉDÉE

DU MÉCANISME RAISONNÉ DE L'ACCOUCHEMENT
NATUREL ET SUIVI D'UN ARTICLE
SUR LA DÉLIVRANCE AVEC LES
INDICATIONS PRATIQUES.

PAR P. DONATIEN MERCÉ,

Docteur en médecine de la Faculté de Paris, professeur d'anatomie, de
pathologie et d'accouchement. (Maladies des femmes et des enfants.)

A Paris.

Chez l'AUTEUR, rue du Dragon, 9,
Et chez Mme Ve HILDEBRAND, libraire, cour de l'École-de-
Médecine pratique.

1848.

INTRODUCTION.

La science des accouchements est bien certainement l'une des branches des études médicales le plus richement dotées en *ouvrages didactiques* ; mais, nous ne craignons pas de le dire, elle manque complétement d'un ouvrage mis à la portée de l'élève commençant, c'est-à-dire de celui qui fait ses premiers pas dans l'étude de l'obstétrique.

Pour construire un ouvrage véritablement élémentaire, l'auteur doit se mettre à la place de l'élève, ignorant même les premières notions de la matière qu'il va traiter ; partant, il doit s'abstenir de tous détails purement scientifiques, et ne pas craindre d'entrer dans des explications et même des répétitions qui semblent inutiles et superflues à celui qui sait, mais qui sont indispensables à ceux qui ont besoin d'apprendre, quelques intelligents qu'ils soient d'ailleurs. L'évidence de cette assertion est incontestable, et pourtant personne, jusqu'ici, n'a écrit dans ce sens. C'est pour tâcher de combler cette lacune, en ce qui concerne la version et l'application du forceps, que nous avons écrit cet ouvrage.

L'expérience que nous avons acquise par douze années d'exercice dans l'enseignement particulier, nous a donné, sur l'enseignement public, l'avantage de reconnaître les moyens les plus propres à rendre aux élèves l'étude facile. De plus, l'exactitude scrupuleuse avec laquelle, pendant ce laps de temps, nous avons assisté aux examens, nous a mis à même de juger comment les questions peuvent être posées par les examinateurs et comment elles doivent être résolues par les candidats. En un mot, nous avons appris comment la matière peut-être le plus avantageusement traitée sous le double rapport des *examens* et de la *pratique.* Aussi, avons-nous pu constater, sinon la supériorité de notre méthode, du moins sa simplicité par les succès que nos élèves obtiennent dans leurs examens après très-peu de temps d'étude, et, en la publiant, nous cédons surtout à l'instigation incessante des jeunes gens qui suivent nos cours.

Cette publication, nous l'espérons, sera goûtée, non-seulement par les *étudiants,* mais encore par un grand nombre de *praticiens.* Le volume que nous leur destinons traite spécialement de la pratique des accouchements (*version et application du forceps*) simplifiée, raisonnée et débarrassée de tous le fatras scientifique dont les livres *ex-professo* sont plus ou moins remplis, et qui n'est à la portée que d'un petit nombre de docteurs, notamment de ceux qui se livrent à l'enseignement.

Les élèves ont besoin, pour apprendre facilement et promptement, d'un livre clair, précis et dégagé de tout ce qui peut fatiguer leur mémoire et détourner leur esprit de l'objet principal qu'ils étudient.

La clarté et la précision sont d'une utilité non moins réelle pour les médecins qui, peu habitués à faire des accouchements, se trouvent souvent dans la nécessité de consulter un ouvrage pratique. Du reste, les chapitres dans lesquels nous traitons de l'*encla-vement et de l'application du forceps, lorsque la po-sition est inconnue*, est plus spécialement destiné aux praticiens qu'aux élèves.

Les manœuvres obstétricales se divisent en trois classes :

LA PREMIÈRE comprend l'étude de tous les accou-chements que l'on termine à l'aide de la main seule.

LA SECONDE a pour objet l'étude de l'application de tous les instruments mousses, et particulièrement du forceps.

LA TROISIÈME s'occupe de toutes les opérations que

l'on pratique avec des instruments tranchants, tant sur la mère que sur l'enfant, telles que gastrotomie, symphyséotomie, embryotomie, etc. Cette dernière classe ne sera pas traitée dans notre ouvrage.

Pour comprendre les manœuvres à l'aide desquelles on peut extraire l'enfant hors des parties de la femme, lorsque l'indication s'en présente, il est indispensable de bien connaître le mécanisme de l'accouchement naturel, puisque, toutes les fois qu'il est urgent d'agir, il faut autant que possible imiter la nature. Aussi, commencerons-nous par l'étude de celui-ci, pour arriver en suite à la description de celles-là.

Notre ouvrage se divisera donc en deux chapitres principaux :

Dans le premier, il sera question de l'accouchement *naturel* ;

Dans le second, nous traiterons de l'accouchement *artificiel :* version, application du forceps.

Nous terminerons enfin par un article sur la délivrance.

De cette manière, l'ouvrage se subdivisera en quatre parties distinctes : *Accouchement naturel, version, application du forceps et délivrance.*

CHAPITRE Ier.

DE L'ACCOUCHEMENT NATUREL.

———

Pris dans son acception la plus générale, le mot *accouchement* signifie expulsion ou extration de l'œuf humain, c'est-à-dire du fœtus viable et de ses annexes, par un agent quelconque, à travers les organes maternels.

Lorsque ce dernier acte de la reproduction s'effectue sous l'influence des seuls efforts de la nature, c'est-à-dire de l'action de l'utérus, des muscles abdominaux et du diaphragme, l'accouchement est dit *spontané*, et celui-ci prend le nom de *naturel* quand il se termine heureusement pour la mère et pour l'enfant.

Par contre, on comprend facilement que si l'art est obligé d'intervenir, il cesse d'être spontané et prend alors le nom d'*artificiel* ou contre nature.

Dans certains ouvrages, on a employé le mot *laborieux* comme synonime d'*artificiel*. Nous ne saurions adopter cette manière de voir, parce qu'elle n'est pas toujours exacte. En effet, le mot *laborieux* en tokologie doit s'entendre de tout travail long, difficile et très-douloureux. Or, quel est le praticien qui ne sait que tel accouchement que l'on termine artificiellement est loin d'être laborieux, tandis que tel autre qni s'effectue spontanément l'est beaucoup? Ainsi quelle parité peut-on établir entre l'extraction bien faite d'un enfant avec le forceps, quand on saisit la tête au passage ou même dans l'excavation pelvienne, pour cause d'inertie de la matrice, d'hémorrhagie d'éclampsie, etc., et celui qui se termine par les seules forces de la nature, quelque soit la présentation, mais après des souffrances inouïes de plusieurs heures, d'un, de deux, de trois jours et même plus? Nous croyons donc qu'il est rationnel d'appliquer le mot *laborieux* à tout accouchement long, difficile et très-douloureux, quelque soit son mode de terminaison, qu'il soit *spontané* ou *artificiel*.

Contre le vœu de la nature, l'expulsion du produit de la conception peut se faire à toutes les époques de la gestation, et alors elle prend des noms différents, suivant l'époque à laquelle elle se manifeste. Quand elle a lieu avant la viabilité du fœtus (1), c'est-à-dire pendant les six premiers mois de la grossesse, elle prend le nom de *fausse-couche* ou *avortement* qui se subdivise en :

(1) *Remarque.* — Un fœtus est viable, lorsque, en venant au monde, ses organes sont assez développés pour qu'il puisse continuer de vivre hors du sein de la mère. Ceci doit être bien compris pour ne pas confondre ce qu'on entend par fœtus né viable et fœtus né vivant, ce qui est bien différent. En effet, un enfant peut naitre vivant et ne pas être viable, tandis qu'un autre peut naitre viable, sans être vivant.

1° Ovulaire, lorsqu'il survient pendant le premier tiers, c'est-à-dire avant la fin du troisième mois de la gestation.

2° Embryonnaire, quand il a lieu dans le second tiers, c'est-à-dire du commencement du quatrième mois à la fin du sixième.

Si cette expulsion ne s'effectue que lors de la viabilité de l'enfant, c'est-à-dire pendant le dernier tiers, ou du commencement du septième ou à la fin du neuvième mois de la grossesse, elle prend le nom de *parturition* ou *d'accouchement*, et celui-ci prend différentes déno minations, suivant qu'il arrive avant, après ou au terme de la gestation. Ainsi :

1° A-t-il lieu pendant le septième, le huitième ou au moins la première moitié du neuvième mois, il est dit *hâté, avancé, précoce, intempestif* ou *prématuré.*

2° Au contraire, ne survient-il que pendant le dixième, il prend le nom de *tardif* ou *retardé.*

3° Enfin, s'effectue-t-il à la fin du neuvième mois, c'est-à-dire au terme de la grossesse, on le nomme accouchement proprement dit ou *tempestif.*

D'après ce qui précède, nous voyons que le terme ordinaire de la grossesse est de neuf mois révolus ou deux cent soixante-dix jours ; mais que ce terme est loin d'être fixe et invariable, puisqu'on voit des enfants naître plus tôt et être viables et forts, tandis que d'autres, ayant dépassé ce temps, naissent faibles et à peine viables ; cela devait être : pourquoi en effet les choses se passeraient-elles autrement pendant la vie intrà-utérine qu'après la naissance ? L'observation de tous les jours ne démontre-t-elle pas que des enfants de six mois sont plus développés, plus forts et plus robustes que d'autres de dix mois à un an, et ainsi de suite pour les autres périodes de l'enfance ?

Aussi la question des naissances *précoces* et *tardives* qui a si long-temps occupé les médecins légistes est aujourd'hui complétement résolue, et la loi déclare légitime tout enfant qui naît :

1° Après la fin du sixième mois ou cent quatre-vingtième jour à partir du mariage ;

2° Avant la fin du dixième mois ou trois centième jour, à partir du décès du mari.

Mais, de ce que la viabilité du fœtus a été sagement fixée à la fin du sixième mois de la gestation, cela veut-il dire que tous les enfants qui viennent au monde à partir de cet époque, sont viables, et jamais avant ce terme fixé par la loi ? Non, sans doute, car la majeure partie de ceux qui naissent avant la fin du septième mois meurent. Cela veut dire seulement qu'il y en a qui vivent quoiqu'ils ne soient pas plus âgés. Bien plus, nous dirons qu'il y en a quelques-uns qui naissent avant la fin du sixième mois et qui n'en continuent pas moins de vivre, avec les précautions nécessaires ; les observations en sont rares, mais enfin la science en possède quelques-unes ; telle est celle du fameux Fortunio Licetti, fils d'un médecin, qui vécut jusqu'à une extrême vieillesse, et pourtant sa mère le mit au monde pendant le sixième mois de sa grossesse. Il était si petit et si chétif que son père le fit élever dans un four dont il entretint l'air à une température douce, comme on le fait quand on veut faire éclore de jeunes poulets sans l'incubation de la poule. Une autre observation non moins curieuse, est celle rapportée par Brouzet : dans celle-ci, la mère accoucha entre le cinquième et le sixième mois, après un accouchement antérieur. L'enfant était si chétif, qu'il ne manifestait signe de vie que par quelques légers mouvements et par la chaleur du corps. Il fut élevé dans du coton; il ne cria et il ne rendit ses excréments que quatre mois après sa naissance; mais à dix mois, il était déjà fort et il continua de vivre.

En définitive, tout ce qu'on peut dire sur la viabilité du fœtus, c'est que : 1° Elle est variable ;

2° Elle ne se manifeste, en général, qu'à partir du cent quatre-vingtième jour révolu (viabilité légitime) de la grossesse ;

3° L'enfant est surtout viable à partir du septième mois ;

4° Il est d'autant plus susceptible de vivre, toutes choses égales d'ailleurs, qu'il se rapproche davantage du terme de la gestation.

Mais comment s'opère l'expulsion de l'œuf ? S'effectue-t-elle d'un seul bloc, c'est-à-dire en un seul temps ?

Si nous exceptons le cas d'avortement ovulaire dans lequel l'œuf est, règle générale, expulsé tout entier ou en une seule masse, nous dirons que la parturition se divise en trois temps bien distincts, ou (qu'on me passe l'expression) en trois accouchements partiels.

Dans le premier, la matrice se débarrasse d'une partie ou de la totalité de l'eau de l'amnios;

Dans le second, elle expulse le fœtus ;

Daus le troisième, elle chasse le délivre (placenta, cordon et menbranes).

Nous ajouterons enfin que la délivrance est immédiatement suivi d'un écoulement par la vulve qui prend successivement les noms de lochies : *sanguines, séro-sanguines* et *lactescentes* ou *purulentes*.

Nous l'avons déjà dit et nous le répétons encore, la connaissance exacte du mécanisme de l'accouchement naturel ou spontané est indispensable à quiconque veut se livrer avec fruit à l'étude des manœuvres applicables aux accouchements artificiels. Or, pour bien comprendre ce mécanisme et se rendre compte des mouvements que l'enfant exécute en traversant les organes maternels, il faut bien connaître aussi :

1° La disposition et les dimensions du bassin de la femme ;

2° Les parties constituantes de l'œuf et surtout les dimensions de la tête, des épaules et du siége de l'enfant;

3° Les organes sexuels de la mère.

Nous commencerons donc par leur description.

Du Bassin de la Femme.

C'est une espèce de ceinture osseuse, située au-dessous de la colonne vertébrale et au-dessus des fémurs qui la supportent en avant et latéralement et auxquels elle transmet le poids du corps. Le bassin est formé chez la femme adulte par quatre os, savoir : deux en arrière et sur la ligne médiane, ce sont le sacrum et le coccyx qui le termine inférieurement ; deux en avant et latéralement, ce sont les deux os coxaux. Chez le fœtus et chez l'enfant, pendant les premières années qui suivent la naissance, c'est-à-dire jusqu'à l'époque de la puberté, le bassin est composé de quatorze à quinze pièces ; ainsi il y en a trois pour chaque os coxal (*ilium, pubis, ischion*) ; cinq pour le sacrum et trois ou quatre pour le coccyx.

Comme, dans cet ouvrage, nous n'avons besoin de parler du bassin que pour aider à la compréhension du mécanisme de l'accouchement, nous nous dispenserons de décrire isolément les diverses pièces qui concourent à le former ; nous n'en parlerons que d'une manière générale et en nous bornant à l'étude de son intérieur, pour en faire connaître la disposition et les dimensions, seules choses dont la connaissance est indispensable en tokologie.

Nous dirons donc que ce canal osseux a la forme d'un cône creux incurvé sur son plan antérieur, de telle sorte que sa base, qui est en haut et son sommet en bas, regardent tous deux en avant. Sa surface intérieure qui a environ dix-neuf centimètres (sept pouces) de hauteur, est divisée vers son milieu par un rétrécissement circulaire qui porte le nom de détroit *supérieur* ou *abdominal.* La partie qui est au-dessus est appelée *grand bassin,* et celle qui est au-dessous constitue le *petit bassin.*

Grand bassin. — Il est formé :

1° Latéralement par les fosses iliaques internes que remplissent les muscles iliaques et psoas à l'état frais ;

2° En arrière par les deux dernières vertèbres lombaires qui remplissent son échancrure postérieure ;

3° En avant il manque de parois, à l'état sec, puisqu'il est fortement échancré. Cette échancrure est remplie par la paroi antérieure de l'abdomen quand il est revêtu de ses parties molles.

Petit bassin ou excavation pelvienne. — C'est celui qu'il importe de bien connaître en accouchement. Il est recourbé en avant et plus ample à sa partie moyenne qu'à ses extrémités ou orifices. Ses diamètres *antéro-postérieur*, *transversal* et *obliques* sont à peu près égaux vers le milieu de sa hauteur : ils ont tous douze centimètres et demi (quatre pouces et demi). Cette cavité à quatre parois : *antérieure, postérieure* et *latérales.*

Paroi antérieure. — Constituée par les pubis et la branche ascendante des ischions. Elle est échancrée par l'arcade pubienne au-dessous de la symphyse de ce nom et présente latéralement les trous sous-pubiens qui sont fermés à l'état frais par les aponévroses et muscles obturateurs.

Sa hauteur au niveau de la symphyse est de quatre centimètres et demi (dix-huit lignes) et son épaisseur d'un centimètre et demi (six lignes).

2° Paroi postérieure : constituée par la face antérieure du sacrum, du coccyx et l'origine des ligaments sacro-sciatiques, elle est concave, et présente les quatre paires des trous sacrés antérieurs qui livrent passage aux branches antérieures des nerfs du même nom. Sa hauteur mesurée en suivant sa courbure est de quatorze centimètres (cinq pouces) et de onze centimètres (quatre pouces) seulement si on tire une ligne directe de la base du sacrum au sommet du coccyx; son épaisseur mesurée au niveau de l'angle sacro-vertébral et du premier tubercule sacré, est d'environ sept centimètres (deux pouces et demi).

Parois latérales : constituées par la face interne des cavités cotyloïdes, ischion et ligaments sacro-sciatiques, elles présentent les vastes échancrures de ce dernier nom. Elles ont neuf centimètres et demi (trois pouces et demi) de hauteur, c'est-à-dire juste la moitié de la distance comprise entre le milieu de la crète iliaque et la tubérosité de l'ischion.

Si on soumet le petit bassin à deux coupes verticales dont l'une passe par le diamètre transversal et l'autre par l'antéro-postérieur, on a quatre plans inclinés les uns vers les autres et se dirigeant vers l'arcade pu-

2.

bienne; deux sont antérieurs et les deux autres postérieurs. C'est sur l'un des plans antérieurs et sur le postérieur opposé que roulent les deux extrémités du diamètre occipito-frontal ou bien occipito-bregmatique de la tête du fœtus, pour arriver au détroit inférieur pendant la parturition.

Détroit supérieur ou abdominal. — C'est l'orifice supérieur du petit bassin. Il est circonscrit :

1° En arrière par l'angle sacro-vertébral et le bord antérieur des ailerons du sacrum;

2° En avant par le bord postéro-supérieur des pubis;

3° Latéralement par le bourrelet qui termine en bas les fosses iliaques internes.

Cette ouverture, à l'état sec ou décharné, a une forme variable : ainsi elle peut être *ovalaire*, *circulaire* ou en *cœur de cartes à jouer*, etc.; mais avec les parties molles, elle est *triangulaire*, à sommet tourné en arrière. Son plan est incliné en avant.

Dimensions ou diamètres du détroit supérieur. — Il y en a trois à étudier, qui sont :

1° L'*antéro-postérieur* ou sacro-pubien qui mesure l'espace compris entre l'angle sacro-vertébral et la partie postéro-supérieure de la symphyse pubienne. Il a onze centimètres (quatre pouces).

2° Le *transversal*, bis-iliaque ou inter-iliaque qui va de la partie la plus concave du bourrelet qui termine en bas l'une des fosses iliaques internes, au point semblable du côté opposé. Il a environ quatorze centimètres (cinq pouces) sur un bassin décharné, et onze centimètres (quatre pouces) seulement, quand il est recouvert des parties molles, parce qu'alors il est diminué de chaque côté par la présence des muscles psoas.

3° L'*oblique* ou *diagonal* ou cotylo-symphysien, qui va, de la face interne de l'une des cavités cotyloïdes, à la symphyse sacro-iliaque opposée. Celui-ci est évidemment double, c'est-à-dire qu'il y en a un pour chaque côté. On le désigne sous le nom de diagonal droit ou gauche, suivant qu'il part de la face interne de la cavité cotyloïde droite ou gauche. Il a douze centimètres et demi (quatre pouces et demi,)

M. Velpeau en a admis un quatrième qui part de la cavité cotyloïde pour se rendre à l'angle sacro-vertébral; il l'appelle *sacro-cotyloïdien*. Il est double, comme le précédent; il a de neuf à dix centimètres (de trois pouces et demi à trois pouces trois quarts.)

Axe du détroit supérieur. — Il est représenté par une ligne qui part de l'ombilic de la femme, passe par le centre de cet orifice et va tomber vers la partie inférieure et médiane du sacrum. Cette ligne est oblique de haut en bas et d'avant en arrière.

Détroit inférieur. — De forme d'un cœur de cartes à jouer, cet orifice est constitué par le coccyx, les ligaments sacro-sciatiques, les tubérosités de ce nom et les branches ischio-pubiennes. Il présente trois éminences séparées par autant d'échancrures.

Des éminences, l'une est postérieure et médiane, c'est le coccyx ; les deux autres sont latérales et constituées par les tubérosités sciatiques.

Des échancrures, l'une est antérieure et médiane, c'est l'arcade pubienne qui a environ quatre centimètres (quinze lignes) de largeur à son sommet et neuf centimètres et demi (trois pouces et demi), à sa base prise à l'origine des branches de l'ischion.

Les deux autres sont postéro-latérales et constituées par les échancrures sciatiques droite et gauche qui sont fermées en bas par les ligaments du même nom.

Le plan de ce détroit est incliné en avant.

DIAMÈTRES DU DÉTROIT PÉRINÉAL. — Comme au détroit abdominal, il y en a trois, savoir :

1° L'*antéro-postérieur* ou coccy-pubien qui mesure l'espace compris entre le sommet du coccyx et la partie postéro-inférieure de la symphyse pubienne;

2° Le *transversal ou bisciatique* qui mesure l'espace compris entre la partie postéro-interne des deux tubérosités de l'ischion;

3° L'*oblique ou diagonal* qui part de la jonction des branches de l'ischion et du pubis, pour se rendre au milieu du grand ligament sacro-sciatique du côté opposé. Il va sans dire qu'il est double. Il est dit *droit* ou *gauche*, suivant qu'il part de la jonction des branches ischio-pubiennes *droite* ou *gauche*.

Tous les diamètres du détroit inférieur ont les mêmes dimensions, c'est-à-dire onze centimètres (quatre pouces); mais pendant l'accouchement, au moment où l'enfant franchit cette ouverture, comme le coccyx est refoulé en arrière par la pression de la tête ou de toute autre partie volumineuse du fœtus, le diamètre antéro-postérieur est agrandi de un à deux centimètres; aussi, dans cette circonstance, peut-il être évalué à environ douze centimètres et demi (quatre pouces et demi)

Axe du détroit inférieur. —Il est représenté par une ligne qui part du promontoire ou de la première pièce du sacrum, se porte en bas et en avant, vient passer vers le centre de la vulve dilatée, c'est-à-dire qu'il tombe perpendiculairement sur le milieu du diamètre coccy-pubien.

Si nous résumons ce qui concerne les détroits supérieur et inférieur, c'est-à-dire l'entrée et la sortie du conduit osseux représenté par l'excavation du petit bassin, nous dirons :

1° Qu'il y a trois diamètres $\left\{\begin{array}{l}\textit{antéro-postérieur,} \\ \textit{transversal,} \\ \textit{oblique} \left\{\begin{array}{l}\text{droit} \\ \text{gauche}\end{array}\right.\end{array}\right.$

tant au détroit supérieur qu'à l'intérieur.

2° Que les plus petits, tant à l'un qu'à l'autre orifice, ont onze centimètres (quatre pouces) et le plus grand douze centimètres et demi (quatre pouces et demi) au moment de l'accouchement;

3° Que le plus grand du détroit abdominal est l'oblique ou diagonal, tandis qu'au détroit périnéal c'est au contraire l'antéro-postérieur. Or, ceci nous explique pourquoi la tête du fœtus marchant toujours parallèlement aux plus grandes dimensions du bassin, est forcée d'exécuter un mouvement de rotation pour arriver de l'orifice supérieur à l'inférieur, de manière à ce que l'occiput corresponde à la symphyse des pubis et le front à la cavité du sacrum ; quelquefois c'est le front qui vient en avant.

4° Que les axes de ces deux ouvertures sont obliques d'avant en arrière ; mais celui du détroit supérieur de haut en bas, et celui de l'inférieur de bas en haut, et qu'il se rencontrent vers le milieu de la hauteur de l'excavation pelvienne, de manière à former une courbe à concavité antérieure représentée par la courbure du sacrum. C'est cette direction curviligne que doit parcourir l'enfant, en traversant la filière du bassin.

ORGANES GÉNITAUX, ou sexuels de la Femme.

ÉNUMÉRATION. — Les organes génitaux de la femme se composent : 1° des *ovaires*;

2° Des *trompes utérines* ;

3° De l'*utérus* et ses ligaments { ronds, larges ;

4° Du *vagin* ;

5° De la *vulve* ;

6° Du *mont de Vénus* ou pénil ;

7° Du *périnée*.

CLASSIFICATION. — On divise ces organes en internes et externes, suivant qu'ils sont ou ne sont pas renfermés dans le bassin.

La première catégorie, c'est-à-dire celle des organes internes, comprend la matrice et ses annexes ligamenteux, les trompes utérines, les ovaires et le vagin.

La deuxième catégorie se compose du mont de Vénus, de la vulve et du périnée.

DE LA MATRICE.

Organe de la gestation, l'utérus est un viscère creux renfermé dans le petit bassin, au devant du rectum, en arrière de la vessie, au-dessus du vagin, avec lequel il se continue et au-dessous des intestins grêles. Il a la forme d'une poire aplatie d'avant en arrière et dirigée suivant l'axe du détroit supérieur, de telle sorte que sa base regarde en haut et en avant, tandis que son sommet est en bas et en arrière.

Cet organe présente à étudier une surface extérieure et une surface intérieure.

La première se divise en deux faces : *antérieure* et *postérieure*; trois bords : un *supérieur et deux latéraux;* trois angles : deux *latéro-supérieurs* et un *inféro-médian.*

Face antérieure. — Elle est légèrement convexe et recouverte dans ses deux tiers supérieurs par le péritoine qui la sépare de la vessie dans ce point, tandis que son tiers inférieur est en contact immédiat avec le bas-fond de cet organe.

Face postérieure. — Un peu plus convexe que la précédente, elle est recouverte dans toute son étendue par le péritoine qui la sépare du rectum.

Bord supérieur. — Il est convexe et recouvert par le péritoine ; il constitue la base de l'utérus.

Bords latéraux. — Ils sont convexes dans leurs deux tiers supérieurs et concaves dans leur tiers inférieur. Ils correspondent à l'intervalle des deux feuillets des ligaments larges.

Angles latéro-supérieurs. — Ils réunissent les bords latéraux au bord supérieur et donnent naissance :

1° A la trompe utérine ;

2° Au ligament de l'ovaire ;

3° Au ligament rond.

Angle inférieur. — Il fait saillie dans le vagin ; c'est le sommet de l'organe. On lui donne le nom de museau de tanche. Il est percé à son centre par un orifice que l'on appelle orifice inférieur, externe ou vaginal de l'utérus, qui est borné par deux lèvres *antérieure* et *postérieure*.

La lèvre antérieure est plus épaisse, plus large et plus saillante que la postérieure. Si on a souvent écrit le contraire, l'erreur vient évidemment de ce que l'on a confondu les lèvres du museau de tanche, c'est-à-dire le bourrelet qui limite l'orifice vaginal de l'utérus avec toute la portion du col comprise entre cette ouverture et l'insertion du vagin. Or, comme ce dernier s'insère plus haut en arrière qu'en avant, on trouve en effet un cul-de-sac plus considérable dans le premier sens que dans le dernier.

Enfin, pour terminer la description de la surface

extérieure de la matrice, nous dirons qu'à l'union des deux tiers supérieurs et du tiers inférieur à peu près, elle présente un rétrécissement circulaire qui la fait comparer à une gourde.

Surface intérieure ou cavité. — Elle se divise en cavité du corps et cavité du col. Leur limite qui porte le nom d'orifice interne du col correspond au rétrécissement circulaire extérieur dont nous venons de parler.

Cavité du corps. — Elle n'est nullement en rapport avec le volume de l'organe. C'est tout au plus si elle pourrait contenir une fève de marais de moyenne grosseur. Elle est de forme triangulaire ; ses parois antérieure et postérieure sont habituellement en contact.

Ses trois angles sont : deux *latéraux-supérieurs* qui présentent les orifices des trompes utérines, dont le calibre admettrait tout au plus une soie de sanglier ; l'autre, *inféro-médian*, communique avec la cavité du col. Il est désigné sous le nom d'orifice supérieur, interne ou utérin du col.

Il y a donc autant d'orifices que d'angles dans la cavité du corps de la matrice.

Cavité du col. — De forme ovalaire, elle est plus spacieuse à sa partie moyenne qu'à ses extrémités. Ses parois sont contiguës.

La surface interne de la matrice présente, surtout dans la portion qui appartient au col : 1° des espèces de *crêtes* obliques en bas et venant se rendre sur une *crête médiane* dont l'ensemble a l'aspect d'une feuille de fougére (*arbre de vie*).

2° Des *follicules-mucipares* qui ressemblent à des vésicules transparentes et qui ont été désignées sous le nom d'Œufs de Naboth.

Pour comprendre certains phénomènes physiologiques qui se rattachent à la grossesse et à l'accouchement, l'utérus a été divisé en *fond, corps* et *col*.

Fond. — C'est la portion la plus élevée de l'organe, c'est-à-dire toute cette partie située au-dessus d'une ligne qui passerait par les orifices des trompes; le fond de la matrice est à cet organe ce que le fond d'une bouteille renversée, qu'on nous passe la comparaison, est à la bouteille elle-même.

Col. — Il constitue environ le tiers inférieur de l'utérus; c'est toute cette portion allongée située au-dessous du rétrécissement circulaire mentionné plus haut et dont l'extrémité inférieure est embrassée par le vagin; il est à la matrice ce que le goulot d'une bouteille est à la bouteille elle-même.

Corps. — C'est tout ce qui est intermédiaire au fond et au col, c'est-à-dire aux deux lignes dont l'une, circulaire extérieure, correspond, dans l'intérieur, à l'orifice interne du col et dont l'autre passe par les orifices des trompes de fallope.

La cavité utérine est quelquefois divisée en deux moitiés latérales par une cloison médiane complète ou incomplète. C'est cette disposition anormale surtout qui permet la possibilité de la superfétation.

Volume de la matrice. — Il n'est pas le même à toutes les époques de la vie ; chez l'enfant nouveau-né, il est très-petit et son volume n'augmente pas proportionnellement jusqu'à la puberté ; mais à cette époque il prend un accroissement rapide et continue d'augmenter jusqu'à l'âge adulte ; il s'atrophie en partie dans la vieillesse.

Chez la femme adulte et qui a eu des enfants, le diamètre vertical de l'utérus est de sept à neuf centimètres (deux pouces et demi à trois pouces) la largeur à sa base est de quatre à six centimètres (un pouce et demi à deux pouces) et son épaisseur est d'environ deux à trois centimètres (neuf à douze lignes). Ces dimensions sont près d'un tiers moindre chez la femme qui n'a pas eu d'enfants.

Poids. — Son poids est de quarante-cinq à soixante grammes (un once et demi à deux onces) chez la femme qui a eu des enfants, tandis qu'il est au moins d'un tiers moindre chez celle qui n'en a pas eu.

Structure. — La matrice se compose ;

1° D'une membrane extérieure de nature *séreuse* fournie par le péritoine, qui recouvre toute sa face postérieure, son bord supérieur et les deux tiers supérieurs de sa face antérieure ;

2° D'une membrane interne *muqueuse* dont l'existence est réelle, bien qu'elle ait été contestée par quelques auteurs.

3° *D'un tissu propre* intermédiaire aux deux membranes précédentes qui, pendant l'état de vacuité de l'organe, présente les caractères du tissu fibreux ; comme lui, en effet, il est grisâtre, dense et il crie sous le scalpel quand on l'incise. Mais par l'effet de la gestation, il prend tous les attributs du tissu musculaire dont les fibres affectent des directions variées ; ainsi il y en a de longitudinales ou verticales, de circulaires ou horizontales et d'obliques du fond et du col vers les angles supérieurs pour se confondre avec les trompes, les ligaments de l'ovaire et les ligaments sus-pubiens ;

4° De *tissu cellulaire* ;

5° Enfin, de *vaisseaux* et de *nerfs*.

ARTÈRES DE LA MATRICE.—Elles viennent de deux sources : les une fournies par les hypogastriques, se rendent au col de cet organe et les autres venant des ovariques qui naissent de l'aorte abdominale ou des reinales (émulgentes) se distribuent au corps.

VEINES.—Elles correspondent de nom aux artères, c'est-à-dire que les unes, sous le nom d'utérines, s'en vont dans les hypogastriques, et les autres, sous celui de veines ovariques, vont se jeter dans la veine-cave inférieure, ou dans les reinales. Bien entendu que l'utérus étant un organe médian, il reçoit des vaisseaux des deux côtés du tronc.

NERFS.—Ils appartiennent aussi à deux sources : les uns viennent du système nerveux *ganglionnaire* par les plexus reinaux et hypogastriques, et les autres émanent de la *moelle-épinière* par les plexus sacrés, et vont se distribuer au col, ce qui explique la prédominance de la sensibilité du col sur celle du corps.

Vaisseaux lymphatiques. — Il y en a de superficiels et de profonds ; ils vont se rendre aux ganglions pelviens et lombaires.

Fonctions de l'utérus — Il a pour fonctions :

1° De loger, de protéger et de nourrir le produit de la conception pendant la grossesse ;

2° De l'expulser au-dehors, ordinairement à la fin de la gestation et anormalement plus tôt ; c'est l'utérus qui est l'agent essentiel de l'expulsion de l'œuf ;

3° Enfin, à l'époque de la puberté, il devient le siège d'une exhalation sanguine périodique qui constitue les règles ou menstrues.

DES LIGAMENTS RONDS ou sus-publens.

Ces ligaments ont la forme de deux cordons naissant des angles supérieurs de la matrice, un peu au-dessous et en avant des trompes utérines, situés dans l'aileron antérieur des ligaments larges, suivent pendant quelque temps le contour du détroit supérieur du bassin et sortent de cette cavité par le canal inguinal, pour aller s'épanouir dans le tissu cellulaire du pli des aines, du mont de Vénus et des grandes lèvres.

Structure. — Ils ont une apparence fibreuse et font suite au tissu propre de l'utérus. Leur longueur est d'environ dix-sept à dix-neuf centimètres (six à sept pouces).

Usages. —Ils ont évidemment pour usage de maintenir la matrice et d'empêcher jusqu'à un certain point sa rétroversion.

DES LIGAMENTS LARGES.

Ce sont deux replis du péritoine de forme quadrilatère qui fixent l'utérus sur les côtés de l'excavation pelvienne. Ils présentent deux faces *antérieure* et *postérieure ;* quatre bords : *supérieur, inférieur, interne* et *externe.* Le supérieur seul est libre d'adhérence et est subdivisé en trois petits replis appelés *ailerons,* distingués en *antérieur, postérieur* et *moyen* ou *supérieur.* Le premier renferme le ligament rond ; le second loge l'ovaire et son ligament ; dans le troisième se trouve la trompe utérine.

Comme ces deux ligaments résultent de l'adossement des deux lames du péritoine qui recouvrent les faces antérieure et postérieure et le bord supérieur de l'utérus, ils partagent avec cet organe, sous forme de cloison transversale, la cavité du petit bassin en deux moitiés : l'une antérieure qui loge la vessie, et l'autre postérieure qui contient le rectum.

Pendant la gestation, les ligaments larges se déplissent pour recouvrir la matrice à mesure qu'elle se développe.

DES TROMPES DE FALLOPE.

La trompe utérine, organe pair, est un tube tortueux qui s'étend de l'angle supérieur de l'utérus à l'extrémité externe de l'ovaire du même côté, et situé dans l'aileron moyen du ligament large. Il a de onze à quatorze centimètres (quatre à cinq pouces) de longueur; son calibre admettrait tout au plus une soie de sanglier dans sa moitié interne; mais il va progressivement en augmentant de dedans en dehors dans sa moitié externe qui se termine par un évasement à bord découpé qui a reçu le nom de pavillon de la trompe. (*morsus diaboli*).

Structure. —La trompe est composée par :

1° Une lame externe *séreuse* fournie par le péritoine;

2° Un *tissu propre* qui est la continuation de celui de l'utérus;

3° Une membrane interne *muqueuse*, continuation de celle de la matrice;

4° Du *tissu cellulaire* ;

5° Des *vaisseaux* et des *nerfs* qui viennent des mêmes sources que ceux des ovaires.

La trompe communique par son extrémité externe avec la cavité péritonéale et par son extrémité interne avec la cavité utérine. Elle a pour usages de conduire la liqueur prolifique du mâle jusqu'à l'ovaire et de saisir l'ovule fécondée pour le transmettre à l'utérus.

DES OVAIRES.

L'ovaire est un organe pair situé dans l'aileron posté

térieur du ligamemt large, ayant plus ou moins la forme et le volume d'une grosse amande, présentant deux faces : *antérieure* et *postérieure;* deux bords : *supérieur* et *inférieur,* et deux extrémité : *interne* et *externe.* Sa longueur est d'un peu plus de trois centimètres (douze à quinze lignes); son extrémité externe tient à la trompe par une de ses franges ou laciniûres. L'interne est fixée à l'utérus, un peu au-dessous et en arrière de l'insertion de la trompe, par un cordon fibreux (*ligament de l'ovaire*). sa surface est bosselée, mais polie chez la jeune fille, tandis qu'elle a un aspect rugueux ou chagriné chez la femme qui a eu des enfants.

STRUCTURE.—L'ovaire se compose ;

1° D'une lame *séreuse* fournie par le péritoine ;

2° D'une membrane propre ou *coque fibreuse* qui, par sa face interne, envoie des lames dans l'intérieur du tissu de l'organe et en dedans se prolonge pour constituer le ligament de l'ovaire ;

3° D'un *tissu propre aréolaire* ou spongieux qui contient de petites vésicules transparentes au nombre de quinze à vingt et susceptibles d'être fécondées par l'action de la liqueur séminale du mâle pour constituer l'embryon. Ces vésicules portent le nom d'Œufs de Groaff;

4° De *vaisseaux* et de *nerfs.*

ARTÈRE OVARIQUE.—Comme la testiculaire, l'ovarique vient de l'aorte abdominale ou de la reinale.

VEINE OVARIQUE. — Elle va se rendre dans la veine-cave inférieure ou dans la reinale, surtout à gauche.

Nerfs ovariques. —Ils viennent du grand sympathique par le plexus rénal.

L'ovaire est, comme l'utérus, peu développé chez la petite fille; il prend un accroissement rapide à la puberté et continue de s'accroître jusqu'à l'âge adulte. Il s'atrophie plus ou moins dans la vieillesse.

Fonctions. — L'ovaire est l'organe essentiel de la génération, c'est-à-dire l'organe formateur du germe. Il est aux organes sexuels de la femme, ce que le testicule est aux organes génitaux de l'homme.

VAGIN, ou CONDUIT VULVO-UTÉRIN.

Le vagin, organe copulateur de la femme, c'est-à-dire organe d'accouplement, est un conduit impair, membraneux, cylindroïde, situé sur la ligne médiane du petit bassin, en avant du rectum, en arrière et au-dessous de la vessie et de l'urètre. Son extrémité supérieure embrasse circulairement le col de la matrice, de manière à former un cul-de-sac plus profond en arrière qu'en avant, tandis que son extrémité inférieure s'ouvre au centre de la vulve où il est muni d'une membrane (hymen) chez la vierge.

Le vagin qui a ordinairement de onze à quatorze centimètres (quatre à cinq pouces) de longueur, représente une courbe à concavité antérieure, de telle sorte que sa paroi postérieure est plus longue que l'antérieur, avec laquelle elle est habituellement en contact. Sa direction générale représente celle de l'axe du détroit inférieur.

On le divise en deux surfaces : *extérieure* et *intérieure*.

Surface extérieure. — Elle est plus ou moins lisse et en rapport : 1° avec la face inférieure de la vessie et de l'urètre, auxquels elle est unie assez intimement, d'où il résulte que le vagin ne peut être porté en haut, comme cela a lieu plus ou moins pendant la grossesse, sans entraîner lui-même l'urètre. Dans ce cas, si on a besoin de sonder la femme, il faut chercher le méat urinaire derrière la symphyse pubienne.

2° En arrière et dans ses trois cinquièmes moyens, immédiatement avec la face antérieure du rectum, tandis que, dans son cinquième supérieur, il s'écarte de cet organe et est recouvert par le péritoine. Inférieurement il s'en écarte aussi en se portant en avant, pour laisser un espace triangulaire qui correspond au périnée.

3° Latéralement avec les muscles releveurs de l'anus et les vaisseaux et nerfs hypogastriques.

Surface interne. — Elle présente :

1° Deux saillies médianes, l'une antérieure, l'autre postérieure, qui sont désignées sous le nom de *colonnes du vagin*.

2° Des saillies transversales d'autant plus prononcées et plus nombreuses qu'elles se rapprochent plus de l'orifice inférieur ou *vulvaire*, où elles forment un bourrelet plus ou moins considérable.

Les rides supérieures s'effacent chez la femme qui a
eu des enfants, mais les inférieures persistent. Le vagin
est susceptible d'une grande dilatation, ce qui est nécessaire pour le passage de l'enfant au moment de l'accouchement. Sa capacité est plus considérable chez les
femmes qui ont usé du coït et surtout qui ont eu des
enfants, que chez celles qui se trouvent dans les circonstances opposées.

Structure. — Le vagin est constitué :

1° Par deux membranes : *externe*, *interne*.

2° Par du *tissu propre*.

3° Par un *tissu cellulaire*.

4° Par des *vaisseaux* et des *nerfs*.

Membrane externe. — Elle est cellulo-fibreuse et
elle affecte au dehors les rapports que nous avons as-
signés au vagin.

Membrane interne. — Elle est de nature muqueuse
et elle présente les caractères que nous avons décrits à
l'occasion de la surface interne de cet organe. Elle se
continue en haut avec celle de l'utérus, et en bas avec
celle de la vulve et de l'urètre.

Tissu propre. — Continuation de celui de l'utérus;
il a en haut l'aspect du tissu fibreux que M. Cruveilhier
a comparé au dartos; mais inférieurement il prend les
caractères du tissu érectile (*plexus rétiforme* des auteurs) et il forme tout à fait en bas, et de chaque côté,
un renflement plus prononcé en arrière qu'en avant,
qui constitue le *bulbe du vagin*. Une bande muscu-

laire double ce renflement érectile sur lequel elle se moule et prend le nom de muscle *constricteur du vagin*.

ARTÈRES VAGINALES. — Elles sont fournies à droite et à gauche par les artères hypogastriques.

VEINES VAGINALES. — Elles vont se rendre dans les veines hypogastriques.

VAISSEAUX LYMPHATIQUES. — Ils se rendent dans les ganglions pelviens.

NERFS. — Ils viennent de deux sources :

1° De la *moelle épinière* par les plexus sacrés.

2° Du *grand sympathique* par les plexus hypogastriques.

USAGES. — Le vagin sert :

1° D'organe d'accouplement ;

2° A livrer passage aux menstrues et au produit de la conception pendant la parturition.

DU MONT DE VÉNUS ou PÉNIL.

On appelle mont de Vénus cette espèce de relief que forment, au devant des pubis, les parties molles qui les recouvrent. Il est limité :

1° Latéralement par le pli des aines ;

2° En haut par un sillon transversal très-distinct chez la petite fille et chez la femme adulte qui a de l'embonpoint ;

3° En bas par la vulve.

Cette éminence se recouvre de poils à l'époque de la puberté. Elle a pour composition :

1° La peau qui est très-épaisse, élastique et qui renferme un grand nombre de follicules sébacés ;

2° Un coussinet de tissu cellulaire adipeux, plus ou moins épais et traversé par des lames fibreuses qui expliquent les douleurs vives qui accompagnent l'inflammation phlegmoneuse de cette partie, et la nécessité d'ouvrir promptement les abcès qui en sont la conséquence ;

3° Enfin, de rameaux vasculaires venant des vaisseaux honteux externes, et de rameaux nerveux fournis surtout par les nerfs inguino-cutanés.

Le mont de Vénus, dont l'usage se rattache évidemment à la copulation, concourt aussi à l'ampliation de la vulve lors de l'accouchement.

DE LA VULVE.

Si l'on divise sur la ligne médiane la partie inférieure du mont de Vénus en deux branches qui s'écartent d'abord, se rapprochent ensuite pour aller se réunir à trois centimètres et demi au devant de l'anus, on a deux lames que l'on appelle grandes lèvres ; l'écartement ovalaire antéro-postérieur qu'elles laissent entre elles, constitue la *vulve*.

GRANDES LÈVRES.

Elles présentent deux faces : externe et interne ; deux extrémités : antérieure et postérieure.

FACE EXTERNE. — Constituée par la peau qui se confond avec celle des cuisses en dehors, et se prolonge sur le bord inférieur, en dedans ; cette face est couverte de poils chez la femme adulte.

Face interne. — Constituée par une membrane muqueuse, elle est en rapport avec les petites lèvres.

Bord supérieur. — Il est adhérent.

Bord inférieur. — Il est libre et formé par un prolongement de la peau de la face externe.

Extrémités *antérieure* et *postérieure*.—Elles se confondent avec celles du côté opposé pour constituer en avant la commissure antérieure, et en arrière la commissure postérieure de la vulve.

Entre la peau et la membrane muqueuse, les grandes lèvres présentent une couche de tissu cellulaire filamenteux, analogue à celui du mont de Vénus. Les nerfs et vaisseaux honteux fournissent à ces organes.

Usages. —Les grandes lèvres se distendent considérablement pendant l'accouchement pour concourir à l'ampliation de la vulve, c'est-à-dire pour recouvrir la tête, lorsqu'elle a franchi le cercle pulvien inférieur.

FENTE VULVAIRE.

Entre les faces internes des grandes lèvres et leurs commissures antérieure et postérieure, c'est-à-dire dans la vulve proprement dite, et en allant d'avant en arrière, se trouvent :

1° Le *clitoris ;*

2° Les *petites lèvres ;*

3° Le *vestibule ;*

4° Le *méat urinaire;*

5° L'*orifice inférieur* du vagin qui offre l'hymen et les *caroncules myrtiformes;*

6° La *fourchette;*

7° La *fosse naviculaire.*

CLITORIS. — Organe de la volupté chez la femme, le clitoris est représenté par un tubercule terminé en forme de gland imperforé, situé au-dessous et au devant de la symphyse pubienne, à laquelle il est fixé par un ligament triangulaire. Il est recouvert par une espèce de prépuce ou capuchon que lui fournissent l'extrémité antérieure des petites lèvres. C'est en quelque sorte un pénis rudimentaire qui, comme ce dernier, a pour partie fondamentale un corps caverneux naissant, par deux racines, de la face interne des branches de l'ischion. Ses vaisseaux et ses nerfs lui viennent des nerfs et vaisseaux honteux internes. Sa longueur ordinaire est d'environ un centimètre ; toutefois, chez quelques individus, il présente un développement anormal tel qu'il a pu faire commettre une erreur sur la nature du sexe de l'enfant. Les annales de la science renferment des observations curieuses sur ce sujet.

PETITES LÈVRES OU NYMPHES. — Ce sont deux replis muqueux qui partent du clitoris qu'ils recouvrent, et vont, en s'écartant, se perdre sur la face interne des grandes lèvres, au niveau de la moitié antérieure de l'orifice vulgaire du vagin. On les a comparées à des crètes de coq.

Elles présentent : 1° deux extrémités : *antérieure* et *postérieure* , dont nous connaissons déjà la disposition ;

2° Deux faces : *interne* et *externe,*

3° Deux bords : *inférieur* et *supérieur.*

Par leurs faces externes, elles sont en rapport avec la face interne des grandes lèvres.

Par leurs faces internes, elles sont en contact avec elles-mêmes et recouvrent le vestibule, le méat urinaire et la partie antérieure de l'orifice inférieur du vagin.

Le bord supérieur est adhérent et l'inférieur est libre.

Elles sont résistantes et d'un rouge vermeil chez les femmes vierges et bien portantes ; elles deviennent souvent flasques et brunâtres chez celles qui se trouvent dans des conditions opposées. Elles sont proportionnellement très-développées chez l'enfant naissant, et elles dépassent alors les grandes lèvres. Cette prédominance disparaît avec l'âge, et elles finissent par être recouvertes par ces dernières. Toutefois, cette disposition primordiale persiste quelquefois chez la femme adulte ; elle est même, dit-on, particulière aux femmes de certains pays, aux Bochismanes par exemple, d'où le nom de *tablier* des Hottentotes que l'on a donné au développement considérable des petites lèvres chez les femmes de ce pays.

Vestibule. — On donne ce nom à l'espace triangulaire limité en avant par le clitoris qui forme son sommet, en arrière par le méat urinaire et latéralement par les petites lèvres.

MÉAT URINAIRE. — C'est l'orifice externe de l'urètre. Il est muni de franges muqueuses et supporté en arrière par un tubercule qui peut servir de guide pour sonder une femme sans la découvrir.

HYMEN. — C'est une membrane qui, chez la fille vierge, est située à l'orifice inférieur du vagin. Sa forme ordinaire est celle d'un croissant à concavité antérieure, et alors elle occupe la demi-circonférence postérieure de cette ouverture. Quelquefois elle est circulaire et percée d'un ou de plusieurs trous. Dans d'autres circonstances, elle est imperforée et bouche complétement l'orifice vulvaire du vagin, ce qui, à la puberté, s'oppose à l'écoulement des règles.

La présence de cette membrane n'est pas toujours un signe de virginité, puisqu'on a vu des femmes enceintes chez lesquelles elle existait encore. De même, son absence n'est pas une preuve que la femme a subi l'approche de l'homme, attendu qu'elle peut être détruite sous l'influence d'autres causes que nous n'avons pas à examiner ici.

CARONCULES MYRTIFORMES. — Ce sont des tubercules rougeâtres situés au pourtour de l'entrée du vagin. Il y en a de deux espèces : les unes, en nombre variable, sont des débris de l'hymen et occupent les parties latérales ; les autres, au nombre de deux seulement, sont placées aux extrémités des colonnes antérieure et postérieure du vagin dont elle sont des dépendances. Elles préexistent à la rupture de l'hymen.

Fosse naviculaire. — C'est une excavation située entre les grandes lèvres, la commissure périnéale de la vulve et la demi-circonférence postérieure de l'orifice inférieur du vagin. Elle est très-prononcée chez les femmes qui n'ont pas eu d'enfants ; mais elle disparaît souvent par suite de la déchirure de la fourchette chez celles qui ont accouché.

Fourchette. — On doit entendre par ce mot, non pas la commissure postérieure de la vulve, comme on l'écrit partout, mais la commissure postérieure de l'entrée du vagin qui limite en avant la fosse naviculaire. En effet, tous les accoucheurs s'accordent à dire que, dans le dernier temps du travail de l'accouchement, il arrive très-fréquemment que la fourchette se déchire et qu'alors la fosse naviculaire est détruite pour toujours. Or, ceci ne saurait avoir lieu par la simple déchirure de la commissure périnéale de la vulve qui constituerait alors un commencement de déchirure du périnée, ce qui est, fort heureusement, très-rare. Nous croyons donc, avec M. Velpeau, devoir réserver le mot de fourchette à la partie postérieure de l'orifice vulvaire du vagin.

PÉRINÉE.

On donne généralement le nom de périnée à cette portion du plancher inférieur du bassin située entre l'anus et la commissure postérieure de la vulve. Son étendue antéro-postérieure n'est que de trois centimètres et demi (douze à quinze lignes); mais il peut acquérir par l'effet de la distention, pendant le dernier temps de la parturition, une longueur de onze à quatorze centimètres (quatre à cinq pouces).

Composition. — En procédant de la superficie à la profondeur de cette partie, on trouve :

1° La peau au-dessus de laquelle est un espace triangulaire dont le sommet correspond au point de contact du rectum et du vagin.

2° Du tissu cellulaire, de la graisse, l'aponévrose périnéale; des fibres musculaires, des vaisseaux et des nerfs qui comblent cet espace triangulaire.

COMPOSITION DE L'ŒUF A TERME.

L'œuf à terme se compose du fœtus et de ses annexes, qui sont :

1° Le placenta;

2° Les membranes;

3° L'eau de l'amnios,

4° Le cordon ombilical.

DU FŒTUS.

Il se divise en tronc et en membres qui sont les appendices de celui-ci.

La tête et le bassin sont les deux extrémités du tronc.

Entre elles se trouvent la poitrine et l'abdomen qui constituent le torse.

Tête. — C'est la partie de l'enfant la plus volumineuse, la moins réductible et celle qui se présente le plus souvent à l'orifice de la matrice. C'est aussi du rapport de ses dimensions avec celles du bassin de la mère que dépendent la facilité, la difficulté et l'impossibilité de la parturition. D'où la nécessité de la bien étudier pour comprendre le mécanisme de l'accouchement naturel.

Cette boîte osseuse a la forme d'un ovoïde, dont la grosse extrémité est en haut et en arrière. Elle présente :

1° Des *extrémités.*

2° Des *régions* ou ovales ;

3° Des *sutures* ou commissures ;

4° Des *fontanelles* ou espaces membraneux ;

5° Des *diamètres ;*

6° Des *circonférences.*

EXTRÉMITÉS. — Elles sont au nombre de deux : l'une est postéro-supérieure, volumineuse et arrondie, c'est l'occiput ; l'autre est antéro-inférieure et saillante; c'est le menton.

RÉGIONS. — Il y en a cinq, savoir : supérieure, inférieure, antérieure et latérales : *droite, gauche.*

RÉGION SUPÉRIEURE, vertex ou sommet de la tête. — Elle est représentée par la voûte du crâne et comprend tout l'ovale situé au-dessus d'une ligne horizontale qui passe par les bosses frontales, pariétales et occipitales. Elle est caractérisée par des fontanelles et des sutures et formée par cinq pièces osseuses (*deux pièces du frontal, pariétaux et occipital*). Très-exceptionnellement elle peut en avoir six, lorsque l'occipital se trouve divisé sur sa ligne médiane.

Région inférieure ou gutturale. — Elle représente tout l'ovale limité par une ligne qui passe immédiatement au-dessous de la protubérance occipitale externe par les apophyses mastoïdes, zigomatiques, au-dessous des angles et la base de la mâchoire inférieure jusqu'au menton. Elle ne peut se présenter complétement aux détroits du bassin que dans un cas de détroncation de l'enfant.

Région antérieure ou face. — L'ovale antérieure de la tête est limité par une ligne qui passe par les bosses frontales, au-dehors des pommettes, sur les angles de la mâchoire et arrive au menton.

Régions latérales : *droite, gauche.* — Elles sont circonscrites par les trois lignes qui limitent les régions précédentes. Elles sont caractérisées à l'état frais, c'est-à-dire au moment de l'accouchement, par l'auricule ou pavillon de l'oreille.

Sutures. — Il y en a trois à étudier, qui sont : la longitudinale et les deux transversales *antérieure* et *postérieure.* Elles appartiennent à la région supérieure.

1° La suture longitudinale ou *antéro-supérieure,* aussi appelée sagittale, commence à la racine du nez et finit à l'angle supérieur de l'occipital. Elle est située entre les deux pièces du frontal et les deux pariétaux;

2° La *transversale antérieure* ou fronto-pariétale, résulte de la réunion des bords antérieur des pariétaux et supérieur du coronal. Elle s'étend de l'une des grandes ailes du sphénoïde à celle du côté opposé.

3° La *transversale postérieure* ou occipito-pariétale, aussi appelée lambdoïde, parce qu'elle ressemble au *Λ* des Grecs, est formée par les bords postérieurs des pariétaux, et antéro-supérieur de l'occipital. Elle va de la portion mastoïdienne d'un temporal au point semblable du côté opposé.

FONTANELLES. — Il y en a six, dont deux supéro-médianes et quatre inféro-latérales.

Des deux médianes : 1° l'une est *antérieure*, quadrangulaire, lozangique, membraneuse et située au point de section des sutures sagittale, et transversale antérieure; elle résulte de la non-ossification des angles antéro-supérieurs des pariétaux et postéro-supérieurs des deux moitiés du coronal; elle est appelée bregmatique;

2° L'autre est *postérieure*, triangulaire, peu membraneuse et située au point de jonction des sutures sagittale, et transversale postérieure. Elle est bornée par les deux angles postéro-supérieurs des pariétaux et supéro-médian de l'occipital.

Des quatre fontanelles latérales : 1° deux sont inféro-antérieures, *droite*, *gauche*, et situées entre l'angle antéro-inférieur des pariétaux et le sommet des grandes ailes du sphénoïde, c'est-à-dire aux deux extrémités de la suture transversale antérieure;

2° Les deux autres sont inféro-postérieures, *droite*,

gauche, et situées aux angles postéro-inférieurs des pariétaux, c'est-à-dire aux extrémités de la suture transversale postérieure.

On voit d'après ce qui précède qu'il existe des fontanelles ou espaces membraneux à tous les angles des pariétaux; mais que, bien que ces os présentent huit angles, il n'y a pourtant que six fontanelles, parce que :

1° L'antéro-médiane ou bregmatique est commune aux deux angles antéro-supérieurs, et

2° La postéro-médiane appartient aux deux angles postéro-supérieurs de ces mêmes os.

Les deux fontanelles médianes, seules, sont utiles à bien connaître pour le diagnostic de telle ou telle position de la présentation du sommet de la tête.

Diamètres. — Il y en a sept à étudier, qui sont :

1° L'occipito-mentonnier ou oblique qui va du menton à l'angle supérieur de l'occipital et non à la protubérance occipitale. C'est le plus long, puisqu'il mesure la longueur de la tête; il a quatorze centimètres (cinq pouces).

2° L'occipito-frontal ou horizontal qui mesure l'espace compris entre la bosse frontale moyenne et la protubérance occipitale externe; il a onze centimètres (quatre pouces).

3° Le fronto-mentonnier qui mesure la longueur de la face et va de l'origine de la fontanelle antérieure au menton; il a huit centimètres et demi (trois pouces).

4° Le trachélo-bregmatique qui va de la fontanelle

antérieure à la partie antérieure du trou occipital, sur une tête sèche, mais qui, chez le fœtus, arrive à la partie antérieure et supérieure du cou.

5° L'occipito-bregmatique qui va de la fontanelle antérieure au milieu de l'espace compris entre le trou occipital et la protubérance occipitale externe.

6° Le bipariétal ou transversal qui mesure l'espace compris entre les deux bosses pariétales. Ce diamètre et les deux derniers (*trachélo* et *occipito-bregmatiques*) que nous venons d'examiner, ont, en prenant la moyenne, à peu près la même longueur, c'est-à-dire neuf centimètres et demi (trois pouces et demi).

7° Le bitemporal qui mesure la largeur de la base du crâne. Il s'étend de la base de l'apophyse zigomatique d'un côté au point correspondant du côté opposé, il a de sept à huit centimètres et demi (deux à trois pouces).

Ainsi, *occipito-mentonnier, occipito-frontal, fronto-mentonnier, trachélo-bregmatique occipito-bregmatique, bipariétal* et *bitemporal,* tels sont les diamètres de la tête généralement décrits et qu'il est indispensable de bien connaître,

Dans certaines publications récentes, on en a admis quelques autres, à la vérité ; mais comme leur connaissance nous paraît de peu d'importance, tant pour l'examen que pour la pratique, et que notre but est surtout d'éviter, de surcharger la mémoire des élèves, nous nous abstiendrons de les décrire.

Circonférences. — Il y en a autant que de diamètres. Toutefois, nous nous bornerons à mentionner la
circonférence occipito-bregmatique, la seule qui mérite
de fixer notre attention sous le rapport pratique. En
effet, c'est celle qui vient presque toujours se placer
parallèlement à la circonférence des détroits du bassin.
Elle est représentée par une ligne courbe qui passe par
les extrémités des deux diamètres *bipariétal* et *occipito-
bregmatique*. Elle a de vingt-six à vingt-sept centimètres
(environ dix pouces et demi.)

En terminant la description de l'extrémité céphalique, nous dirons que, règle générale, la tête des gar-
çons est plus volumineuse que celle des petites filles ;
ce qui explique pourquoi il en meurt, en venant au
monde, plus des premiers que des secondes.

Si l'on cherche à tirer des conclusions de ce qui précède, on voit : 1° que le bassin de la femme et la tête
du fœtus, c'est-à-dire la partie *contenante* et la partie
contenue ont de grands et de petits diamètres.

2° Que le plus grand de la tête ou occipito-mentonnier, est plus considérable que le plus long (*oblique* au
détroit abdominal, *antéro-postérieur* au détroit périnéal)
du bassin revêtu des parties molles ;

3° Que la tête, pour franchir cette filière osseuse,
doit présenter ses plus petites dimensions aux plus
grandes du bassin, et réciproquement la plus grande
de celle-là doit devenir parallèle à l'axe de celui-ci, tant
au détroit supérieur qu'à l'inférieur.

4.

4° Que les détroits n'étant pas sur le même plan, le fœtus doit, pour les franchir, se courber de manière à s'accommoder à la direction de leurs axes.

Épaules. — Relativement à l'accouchement, elles n'offrent d'intérêt que sous le rapport de leur dimension transversale, mesurée du sommet d'un acromion au même point du côté opposé. Leur diamètre est d'environ onze centimètres (quatre pouces) ; mais il est facilement réduit par la pression, pendant la parturition à neuf centimètres et demi (trois pouces et demi).

Siège. — De même que les épaules, il ne présente d'intérêt que sous le rapport de ses dimensions transversales qui sont représentées par :

1° Le diamètre iliaque qui va de la partie externe du milieu de la crête iliaque d'un côté au même point du côté opposé ;

2° Le diamètre bitrochantérien qui mesure l'espace compris entre la face externe d'un des grands trochanters et le point semblable du côté opposé.

Ces deux diamètres ont environ neuf centimètres (trois pouces et trois à quatre lignes).

LONGUEUR DU FŒTUS A TERME.—Règle générale.

La longueur d'un fœtus à terme varie entre quarante-cinq et cinquante-cinq centimètres (seize à vingt pouces); mais sa longueur ordinaire est de quarante-huit à cinquante centimètres (dix-sept à dix-huit pouces). Très-exceptionnellement, sa longueur est un peu au-dessus

(cinquante-huit à soixante centimètres ou vingt-un à
vingt-deux pouces) ou un peu au-dessous (trente-neuf
à quarante-deux centimètres ou quatorze à quinze
pouces.)

POIDS DU FŒTUS A TERME.

Le poids ordinaire d'un enfant à terme varie entre
trois kilogrammes et trois kilogrammes et demi. Il peut
être un peu au-dessous et beaucoup plus au-dessus
de ce poids, mais très-exceptionnellement. Ainsi il peut
peser quatre, cinq et cinq kilogrammes et demi au
plus. Les exemples d'enfants qui pesaient davantage
peuvent être révoqués en doute.

PLACENTA.

C'est une espèce de gâteau vasculaire, mou, spongieux, de couleur rougeâtre, ordinairement circulaire,
quelquefois réniforme et destiné à greffer l'œuf à la
face interne de la matrice, sauf, bien entendu, les cas
de grossesses extra-utérines.

Il présente une circonférence et deux faces : *interne*
ou *fœtale*, *externe* ou *utérine*.

La première, concave et en contact avec le fœtus,
est lisse, polie, résistante, parce qu'elle est recouverte
par les membranes *chorion* et *amnios*, et présente un
réseau vasculaire très-prononcé qui constitue la racine
du cordon ombilical.

La deuxième, convexe et en contact avec la face in

terne de l'utérus est rougeâtre, inégale, rugueuse, fria-
ble et présente des éminences appelées *cotylidons* qui
sont séparés par des sillons ou *sinus placentaires*. Ces
éminences représentent en quelque sorte des petits
placenta partiels, puisque leur circulation est indépen-
dante, c'est-à-dire que les cotylidons n'ont pas de communication vasculaire, sauf quelque cas très-exceptionnels.

Le placenta a environ trois centimètres et demi
(douze à quinze lignes) d'épaisseur à son centre et un
peu moins à sa circonférence.

Lorsque le cordon ombilical s'insère vers le centre
de ce gâteau vasculaire, le placenta est dit *en parasol;*
au contraire, s'il est fixé près de la circonférence, il est
dit *en raquette.*

Insertion. — Règle générale : cet organe s'insère
sur le corps de l'utérus, dans les environs ou sur l'orifice de l'une des trompes de Fallope, quelquefois sur
le fond ou sur le col et même sur l'orifice de ce dernier.

Structure. — Le placenta se compose :

1° Des divisions des artères ombilicales ;

2° Des racines de la veine du même nom ;

3° De tissu cellulaire;

4° Enfin de la membrane chorion.

NOMBRE DE PLACENTA dans la grossesse multiple.

Quelque soit le nombre de fœtus dans la grossesse
multiple, il y a un nombre égal de placenta, et

en général confondus par un point de leur circonférence; mais sans communication circulatoire. Quelquefois pourtant, ils sont complétement isolés; dans
certains cas aussi, ils ont entre eux des communications vasculaires.

MEMBRANES DE L'OEUF. — Elles sont au nombre de
trois, savoir : l'épichorion ou membrane caduque, le
chorion et l'amnios.

L'épichorion est au chorion ce que l'épiderme est à
la peau. L'amnios est le plus interne, et par conséquent le chorion est situé entre les deux autres.

POCHE AMNIOTIQUE DANS LA GROSSESSE MULTIPLE. — Règle générale : Il y a autant de poches qu'il y a de fœtus,
et la cloison qui les sépare est formée par quatre lames
membraneuses (*deux amnios* et *deux chorions*). Il y a des
cas exceptionnels, et cela a toujours lieu dans le cas
de monstruosité par accolement.

EAU DE L'AMNIOS. — C'est un liquide dans lequel bai-
gne le fœtus et qui est destiné :

1° A le protéger contre les violences extérieures pendant la grossesse et contre l'action de l'utérus pendant
le travail de l'enfantement ;

2° A prévenir l'agglutination de ses diverses parties ;

3° A concourir à la dilatation du col par la formation de la poche des eaux ;

4° Enfin à lubréfier les parties de la mère que doit
traverser l'enfant pendant la parturition.

CORDON. — C'est une tige membrano-musculaire qui

transmet le sang du placenta au fœtus. Sa longueur ordinaire égale celle de l'enfant (quarante-huit à cinquante centimètres ou dix-sept à dix-huit pouces); mais elle peut être beaucoup au-dessus et au-dessous de cette mesure; ainsi on cite des cordons qui avaient plus de trois fois cette longueur, tandis que d'autre présentent à peine quelques centimètres (cas rares).

Il offre souvent des nodosités, et même de véritables nœuds qu'il ne faut pas confondre avec la disposition précédente.

COMPOSITION. —Il est formé :

1° D'une gaine membraneuse que lui fournissent le *chorion* et l'*amnios* en se réfléchissant sur lui, pour aller ensuite, au niveau de l'ombilic du fœtus se confondre avec la peau de l'abdomen.

2° De trois vaisseaux qui sont les deux *artères ombilicales* venant des hypogastriques, et la veine du *même nom* naissant du placenta et allant se rendre sous la face inférieure du foie où elle se divise en deux branches, dont l'une se jette dans le sillon transversal de cet organe, et l'autre, sous le nom de canal veineux, va s'ouvrir dans la veine-cave inférieure.

3° D'un liquide gras plus ou moins abondant que l'on appelle *gélatine de Warton*;

4° Enfin de *tissu cellulaire*;

Quant aux nerfs et vaisseaux lymphatiques du cordon ombilical admis par quelques auteurs, il n'est pas prouvé qu'ils existent.

Comme le volume du cordon tient particulièrement à la plus ou moins grande quantité de gélatine de Warton, on dit qu'un cordon est gras ou maigre, suivant qu'il renferme beaucoup ou peu de ce corps onctueux.

En résumé, *placenta, membranes, liquide amniotique, cordon ombilical* et *fœtus,* telles sont les parties constituantes de l'œuf à terme. Toutefois, nous ajouterons que, pendant les deux ou trois premiers mois de la gestation, on y trouve en plus, entre les deux membranes *chorion* et *amnios,* et près de la racine du cordon :

1° La *vésicule ombilicale* d'où partent une tige qui va se rendre à l'intestin grèle et deux vaisseaux (artère et veine *omphalo-mésentériques*) qui se portent dans les vaisseaux mésentériques supérieurs.

2° La *résicule allantoïde* d'où part l'ouraque, espèce de canal qui se rend au sommet de la vessie.

En terminant cet article, nous dirons à nos lecteurs que, si nous ne sommes pas entré dans de plus amples détails sur l'œuf, c'est que cela ne rentrait pas dans le but de notre travail. Nous n'avions à en parler que pour aider à l'intelligence des phénomènes de l'accouchement.

ATTITUDE DU FŒTUS.

Examiné dans la cavité utérine, le fœtus se présente pelotonné sur son plan antérieur, ayant la tête fléchie sur le thorax, les pieds sur les jambes, les jambes sur les cuisses, et celles-ci sur l'abdomen ; les genoux un peu écartés pour recevoir le front ou la face, les talons tantôt rapprochés l'un de l'autre ; tantôt croisés en sautoir et appliqués contre les fesses. Les doigts sont fléchis sur les poignets; les poignets, sur les avant-bras, croisés au-devant de la poitrine, et enfin les bras appliqués sur les parties latérales du tronc. Quelquefois, les poignets sont placés sur les côtés de la tête.

Ainsi disposé, l'enfant forme un ovoïde dont *le gros bout*, qui correspond ordinairement au fond de l'utérus, est représenté par le pelvis doublé par les cuisses et les jambes. Nous ferons remarquer qu'il ne faut pas confondre la *grosse extrémité* de l'ovoïde fœtal avec la *grosse extrémité du fœtus* déployé qui, alors, est constituée par la tête.

Dimensions de l'ovoïde fœtal. — Il y en a trois à étudier, savoir : 1° Son diamètre vertical ou *occipito-coccygien* qui est le plus grand ; il va de l'occiput au sommet du coccyx. Il a environ vingt-sept à trente centimètres (dix à onze pouces).

2° Ses diamètres *transverse* et *antéro-postérieur* qui sont à peu près égaux; ils ont de quatorze à seize centimètres (cinq à six pouces) chacun.

CONDITIONS NÉCESSAIRES pour que l'accouchement puisse se terminer spontanément.

Les unes se rattachent à la mère et les autres à l'enfant.

A. Du coté de la mère, il faut :

1° Que le bassin soit bien conformé et exempt de maladies qui en puissent diminuer la capacité, telles que : exostose, périostose, etc. ;

2° Que la matrice jouisse de sa contractilité ; que le col utérin, le vagin et la vulve soient susceptibles de dilatation et que les deux premiers ne renferment pas quelque polype volumineux.

3° Qu'il y ait absence d'accidents pouvant compromettre l'existence de la mère et du fœtus, comme une hémorrhagie, l'éclampsie, des syncopes, etc. ;

4° Que la mère ne soit point affectée d'anévrisme du cœur ou des gros vaisseaux, et qu'elle ait des forces suffisantes pour soutenir les frais du travail.

B. Du coté de l'enfant, il faut :

1° Que son volume ne soit pas en disproportion avec la filière du bassin de la mère ;

2° Qu'il se trouve situé dans la cavité utérine ;

3° Enfin qu'il se présente à l'orifice de la matrice par l'une des extrémités de l'ovoïde fœtal *tête* et *pelvis*. Hippocrate avait très-bien reconnue la nécessité de cette dernière condition, lorsqu'il comparait le fœtus dans la matrice à une olive renfermée dans une bouteille ; de même, disait-il, que celle-ci doit se présenter par l'une de ses extrémités au col de la bouteille pour sortir de cette cavité ; de même, celui-là (l'enfant) doit présenter la tête ou le pelvis pour traverser l'excavation pelvienne ; en effet, lorsque le *torse* ou le *tronc* se présente au détroit supérieur, l'art doit intervenir ; alors l'accouchement rentre dans le cadre des parturitions *artificielles* ou *contre-nature*. Il en sera question plus tard.

Les seules présentations, dites, *naturelles*, c'est-à-dire celles dans lesquelles l'accouchement peut se terminer *spontanément*, sont donc la tête et le pelvis.

Quelque soit le nombre de régions que l'on veuille établir sur la surface du corps du fœtus, elles se grouperont toujours, pour le mécanisme de l'accouchement aux trois chefs ou trois genres suivants:

A. PRÉSENTATION DE L'EXTRÉMITÉ CÉPHALIQUE, — qui comprend tout ce qui est situé au-dessus des épaules.

B. PRÉSENTATION DE L'EXTRÉMITÉ PELVIENNE, — qui embrasse tout ce qui est situé au-dessous des crètes iliaques.

C. PRÉSENTATION DU TRONC OU TORSE. — qui embrasse les parties intermédiaires aux deux précédentes, c'est-à-dire la poitrine et l'abdomen.

Les deux premiers genres vont nous occuper dans ce chapitre, le dernier trouvera sa place dans celui de l'accouchement artificiel.

1ᵉʳ GENRE. — Présentation de l'extrémité céphalique.

La présentation de la tête étant la seule véritablement naturelle, et celle par laquelle l'enfant vient le plus souvent au monde, puisque, sur un relevé de quatre-vingt-quatre mille trois cent quatre-vingt-quinze accouchements qui se sont faits à la Maternité de Paris, quatre-vingt-deux mille cent soixante-quatre naissances ont eu lieu par l'extrémité céphalique, nous commencerons par elle.

Mais cette tête ne s'offre pas toujours de la même manière à l'orifice de la matrice; ainsi elle peut s'y présenter :

1° Par la région supérieure, sommet ou *vertex ;*

2° Par la région antérieure ou *face;*

3° Par sa partie postérieure ou *nuco-occipital;*

4° Par ses parties latérales, *tempes* ou *oreilles* droite et gauche.

De là, autant d'espèces de présentation comprises dans le genre : *Présentation de la tête.*

Quant aux variétés frontale, malaire, mento-cervicale, etc., qui ont été mentionnées récemment; comme elles se rattachent aux cinq espèces de présentations précédentes, nous regardons leur distinction, sinon comme inutile, du moins comme peu importante; et les admettre, c'est retomber en partie dans la classification fastidieuse de Baudelocque. Multiplier les subdivisions, c'est surcharger la mémoire des élèves, et, partant, rendre l'étude plus difficile. Dispensons-nous donc de subdiviser quand il n'y a pas grande importance à le faire, lorsqu'il s'agit surtout d'un ouvrage élémentaire.

Et, d'abord, qu'est-ce qu'une *présentation?*

En accouchement, on doit entendre par ce mot la présence à l'orifice de la matrice d'une région assez étendue du fœtus, occupant le détroit supérieur du bassin et accessible au doigt par le toucher vaginal. La *position* au contraire exprime l'idée des rapports que cette partie ou *présentation* affecte avec les divers points de la circonférence de ce même détroit. Ce sont ces divers rapports qui ont fait admettre, pour chaque présentation, une foule de positions sur le nombre desquelles les auteurs ne sont pas plus d'accord que sur la manière de les classer.

Avant d'aller plus loin, c'est-à-dire avant d'entreprendre le mécanisme de l'accouchement naturel, et pour satisfaire à toutes les exigences, nous croyons devoir faire connaître les différentes classifications, non pas que leur connaissance soit utile dans la pratique, tant s'en faut, mais seulement dans les examens ; car malheur à l'élève qui ne connaitra pas la classification de son interrogateur, quelque instruit qu'il soit d'ailleurs dans le fond. Faiblesse humaine !

1re ESPÈCE. — Présentation du sommet.

Fréquence. — Cette présentation est la plus commune de toutes ; ainsi, sur les quatre-vingt-deux mille cent soixante-quatre naissances par l'extrémité céphalique que nous avons mentionnées un peu plus haut, il y en a eu quatre-vingt-un mille huit cent six par le sommet.

Diagnostic. — On reconnaît la présentation du vertex à une tumeur arrondie, résistante, élastique, volumineuse, remplissant le détroit supérieur du bassin et offrant des *sillons* et des *espaces* membraneux qui indiquent les *sutures* et les *fontanelles*.

Classification.—Baudelocque, reproduisant les idées

de Solérès, a admis six positions, dont quatre obliques ou diagonales dans lesquelles l'occiput correspond à une des extrémités des diamètres *obliques*, et deux directes antéro-postérieures, dans lesquelles l'occiput est situé à l'une des extrémités du diamètre *antéro-postérieur* ou sacro-pubien, savoir :

1re position. — Occipito-cotyloïdienne gauche ;

2e   id.   Occipito-cotyloïdienne droite ;

3e   id.   Occipito-pubienne ;

4e   id.   Occipito-sacro-iliaque droite ;

5e   id.   Occipito-sacro-iliaque gauche ;

6e   id.   Occipito-sacrale.

Gardien, Desormeaux, Mme Boivin, etc., ont adopté cette même classification. Mme Lachapelle admet le même nombre de positions que Baudelocque ; seulement, elle rejette les deux positions directes *antéro-postérieures*, et à leur place elle compte deux positions *transversales* dans lesquelles l'occiput correspond à l'une des extrémités du diamètre bisiliaque ou transversal du bassin ; d'où il résulte que sa manière de compter les positions n'est plus la même que celle de Baudelocque. Ainsi, sa troisième correspond à la quatrième, et sa quatrième à la cinquième de cet auteur, tandis que sa cinquième est une occipito-iliaque transversale gauche, et sa sixième une occipito-iliaque transversale droite, c'est-à-dire que Mme Lachapelle compte ses quatre premières positions du sommet comme MM. Maygrier, Dugès, Capuron, etc., qui n'admettent que les quatre positions diagonales et auxquelles elle ajoute deux positions transversales, savoir :

1re position. — Occipito-cotyloïdienne gauche;

2e position. — Occipito-cotyloïdienne droite;

3e id.   Occipito-sacro-iliaque droite;

4e id.   Occipito-sacro-iliaque gauche;

5e id.   Occipito-transverso-iliaque gauche;

6e id.   Occipito-transverso-iliaque droite.

M. Flamant, de Strasbourg, a admis huit positions dont les six premières sont les mêmes que celles de Baudelocque, et les deux dernières les mêmes que les deux dernières de M^{mo} Lachapelle. Seulement, sa septième correspond à la cinquième et sa huitième à la sixième de ce dernier auteur, savoir :

1re position. — Occipito-cotyloïdienne gauche;

2e id.   Occipito-cotyloïdienne droite;

3e id.   Occipito-pubienne;

4e id.   Occipito-sacro-iliaque droite;

5e id.   Occipito-sacro-iliaque gauche;

6e id.   Occipito-sacrale-sacrale;

7e id.   Occipito-transverso-iliaque gauche;

8e id.   Occipito-transverso-iliaque droite.

M. Velpeau ne compte que deux positions, une occipito-antérieure et une occipito-postérieure, suivant que l'occiput correspond à un des points de la moitié antérieure ou de la moitié postérieure du bassin; mais il admet trois variétés pour chacune d'elles.

1re POSITION, OCCIPITO-ANTÉRIEURE : 3 variétés :
- 1re var. occipito-cotyloïdienne gauche;
- 2e — id. cotyloïdienne droite;
- 3e — id. pubienne.

2e POSITION, OCCIPITO-POSTÉRIEURE : trois variétés :
- 1re var. Occipito-sacro-iliaque postérieure droite, ou fronto-cotyloïdienne gauche;
- 2e var. Occipito-sacro-iliaque gauche ou fronto-cotyloïdienne droite;
- 3e var. Occipito-sacrale ou fronto-pubienne.

Mais n'est-il pas évident que cette classification est absolument la même que celle de Baudelocque, et qu'il n'y a réellement de différence que dans la manière de s'exprimer? Qu'ainsi M. Velpeau dit : première variété, au lieu de première position; deuxième variété, au lieu de deuxième position, etc.

M. Moreau conserve quatre positions, dont deux latérales (gauche, droite) et deux directes antéro-postérieures; mais encore avec trois variétés pour chacune des deux premières, savoir :

1re POSITION, OCCIPITO-LATÉRALE GAUCHE : trois variétés :
- 1re var. Occipito – ilium gauche et transverso-directe;
- 2e var. Occipito-cotyloïdienne gauche ou antérieure gauche;
- 3e var. Occipito sacro–iliaque gauche ou postérieure gauche.

2e POSITION, OCCIPITO-LATÉRALE DROITE : trois variétés :
- 1re var. Occipito-ilium droite et transversale directe;
- 2e var. Occipito – cotyloïdienne droite ou antérieure droite;
- 3e var. Occipito-sacro-iliaque droite ou postérieure droite.

3e position OCCIPITO-PUBIENNE ou fronto-sacrale;

4e id. OCCIPITO-SACRALE ou fronto-pubienne.

N'est-ce pas encore là la classification de Flamant? N'y trouve-t-on pas, en effet, les huit positions adoptées par cet auteur, c'est-à-dire la réunion des six positions de Baudelocque et des deux dernières de Mme Lachapelle? La manière de s'exprimer seule constitue toute la différence; tant il est vrai que, par le temps qui court, on s'attache moins à rendre l'étude facile qu'à dire et à écrire autrement que ses prédécesseurs. En examinant de près la question, il est facile de se convaincre de la vérité de notre assertion. Qu'est-ce, en effet, en *tokologie*, qu'une position? Ce mot, avons-nous dit plus haut, exprime l'idée des rapports qu'une certaine région (*présentation*) du fœtus affecte avec le bassin de la mère. Or, en substituant le mot *variété* au mot *position,* change-t-on ces rapports? Est-ce qu'en disant, par exemple, variété *occipito-cotyloïdienne* au lieu de position *occipito-cotyloïdienne,* l'occiput n'en est pas moins, dans ces deux cas, derrière la cavité cotyloïde? C'est donc changer les mots pour exprimer le même fait; changement qui a l'inconvénient de faire croire à des choses différentes à l'élève qui commence à étudier cette science, parce qu'il n'est pas capable d'en saisir les analogies, et par conséquent de fatiguer sa mémoire pour apprendre toutes ces divisions. Mais quelque vraie, quelque naturelle que paraisse une classification faite par un autre que soi, il en coûte à l'homme de l'avouer; il veut avoir l'air de la modifier, pour la rendre souvent plus obscure.

Enfin, pour en terminer sur ce chapitre, nous dirons que M. Paul Dubois n'admet que deux positions : une *oceipito-latérale gauche* et une *occipito-latérale droite*.

La première comprend tous les cas dans lesquels l'occiput correspond à un point quelconque du demi-cercle pelvien gauche; par cela-même, elle renferme les positions *occipito-cotyloïdienne, occipito-sacro-iliaque* gauches de tous les auteurs et *l'occipito-transverso* directe de MM. Moreau, Flamant et de Mme Lachapelle.

La deuxième comprend tous les cas dans lesquels l'occiput correspond à un des points de la moitié droite du bassin ; par cela-même, elle renferme les positions *occipito-cotyloïdienne* et *sacro-iliaque* droites de tous les auteurs et *transverso-directe* droite de M. Moreau, Flamant et de Mme Lachapelle.

Si maintenant nous jetons un coup d'œil général sur les diverses classifications que nous venons de passer en revue, nous voyons :

1° Qu'il a été admis autant de positions du sommet de la tête que les quatre diamètres du bassin ont d'extrémités. Or, il y en a quatre pour les deux diamètres obliques droite et gauche, deux pour *l'antéro-postérieur* et deux pour le *transversal*, ce qui fait, somme totale, huit positions, dans lesquelles l'occiput correspond à l'une des extrémités de ces divers diamètres ;

2° Que bien que les auteurs aient varié dans la manière de s'exprimer, pour le nombre de positions et opurlamanière de ies compter, il n'en ont pas moins ous admis les quatre diagonales dans lesquels l'occiput correspond à l'une des cavités cotyloïdes et à l'une des symphyses sacro-iliaques ;

3° Que l'*occipito-cotyloïdienne gauche* est généralement regardée comme la plus fréquente et la plus favorable ;

4° Que ceux qui, comme Baudelocque, ont admis les positions directes *antéro-postérieures* ont dû placer leur quatrième là où se trouve la troisième de MM. Capuron, Maygrier, Dugès, etc., c'est-à-dire au devant de la symphyse sacro-iliaque droite, et leur cinquième là où correspond la quatrième de ces derniers auteurs, c'est-à-dire à la symphyse sacro-iliaque gauche.

Telles sont les diverses classifications admises dans la présentation du sommet de la tête. Quant à nous, qui n'aimons pas à multiplier les divisions, pour ne pas heurter les opinions des hommes qui font autorité dans la science obstétricale, nous nous abstiendrons, pour le moment, d'adopter telle ou telle classification plutôt que telle autre, nous nous bornerons à exposer le mécanisme de l'accouchement dans chacune des positions admises, en nous attachant surtout à en faire ressortir les analogies.

Nous nous permettrons, toutefois, de faire remarquer que nous sommes loin de nier que l'occiput puisse correspondre aux divers points de la circonférence du cercle pelvien supérieur, et que, par cela même, on ne puisse en théorie admettre tel nombre de positions que l'on voudra ; mais que l'essentiel est de savoir combien il est utile d'en admettre pour la pratique. Or, nous croyons qu'on pourrait très-avantageusement, ainsi que l'ont fait MM. Maygrier, Capuron, Dugès, etc., les réduire aux quatre diagonales. En effet, en supposant que la tête se présente tout d'abord dans une des positions directes *antéro-postérieures* et *transversales*, si elle est bien conformée, ainsi que le bassin de la femme, ces positions se transforment en diagonales pendant le travail, soit au détroit supérieur, soit dans l'excavation pelvienne. Aussi, nous commencerons par la description de celles-ci que nous regardons comme fondamentales, pour parler ensuite de celles-là que nous rallierons aux diagonales. Toutefois, nous ferons remarquer que les deux obliques postérieures se convertissent elles-mêmes le plus souvent en diagonales antérieures; mais, par cela même que cela n'est pas constant, il est important de conserver les quatres.

Première position diagonale du sommet de la tête ou occipito-cotyloïdienne gauche. — PREMIÈRE POSITION DE BAUDELOCQUE, GARDIEN, CAPURON, ETC. — PREMIÈRE VARIÉTÉ DE LA POSITION OCCIPITO-ANTÉRIEURE DE M. VELPEAU. — DEUXIÈME VARIÉTÉ DE LA POSITION OCCIPITO-ILIUM GAUCHE DE M. MOREAU.

FRÉQUENCE. — C'est la plus commune de toutes.

RAPPORTS DU FŒTUS. — L'occiput est derrière la cavité cotyloïde gauche ou *extrémité antérieure* du diamètre diagonal gauche du bassin; par cela même, le front est au point opposé, c'est-à-dire au devant de la symphyse sacro-iliaque droite, ou *extrémité postérieure* de ce même diamètre. Or, si l'occiput correspond à la cavité cotyloïde gauche, est-il besoin de dire que le dos ou plan dorsal du fœtus est dirigé dans le même sens, c'est-à-dire en avant et à gauche de la matrice, et le plan abdominal ou antérieur dans le sens opposé, c'est-à-dire en arrière et à droite?

Si nous disons que la bosse pariétale et le plan latéral gauches sont en arrière et à gauche, ne saurons-nous pas aussi par déduction que la bosse pariétale et le plan latéral droits sont au point opposé, ou en avant et à gauche? Puisque nous avons affaire à une présentation de l'extrémité céphalique, nous savons que la tête est en bas, au col de la matrice; partant, avons-nous besoin d'apprendre que les pieds et les fesses sont au point opposé, c'est-à-dire au fond de cet organe, et nous ajouterons un peu incliné en arrière et à droite parce que l'occiput est incliné en avant et à gauche?

RAPPORTS DES DIAMÈTRES DE LA TÊTE AVEC LES DIAMÈTRES ET L'AXE DU DÉTROIT SUPÉRIEUR. — Ils doivent être étudiés avant et après la flexion.

A. Avant que la tête n'ait exécuté son mouvement de flexion sur la poitrine.

1° Les diamètres *occipito-frontal, bipariétal* et *transversal des épaules* sont parallèles, savoir : le premier au diamètre *diagonal gauche* et les deux derniers au *diagonal droit* du cercle pelvien supérieur (1) ;

(1) *Remarque.* — Suivant M. Paul Dubois, le dernier de ces rapports n'est pas rigoureusement exact. Ainsi, d'après lui, l'extrémité

2° La circonférence *occipito-frontale* est confondue avec la circonférence de ce même orifice ;

3° Le diamètre *occipito-mentonnier* qui mesure la longueur de la tête est oblique à l'axe de ce détroit, de telle sorte que le menton est placé entre cette ligne et la symphyse sacro-iliaque droite.

B. Mais après la flexion :

1° La circonférence et le diamètre *occipito-bregmatiques* ont pris la place de la circonférence et du diamètre *occipito-frontales*.

2° Le diamètre *occipito-mentonnier* s'est placé parallèlement à l'axe, d'oblique qu'il était auparavant.

3° Le diamètre bipariétal n'a pas changé, parce qu'il fait l'office d'un axe autour duquel la tête tourne pour se fléchir.

Nous ferons remarquer en passant, et une fois pour toutes, que la flexion de la tête commence ordinairement avant l'époque du travail déclaré de l'enfantement, parce qu'elle descend souvent en partie dans l'excavation coiffée par le segment inférieur de la matrice, et que, par cela même, il ne faut pas s'attendre à trouver toujours le diamètre occipito-frontal exactement parallèle au diamètre diagonal du bassin, son extrémité frontale ayant suivi l'ascension du menton qui s'est rapproché du sternum.

gauche du diamètre bipariétal est bien au devant de la symphyse gauche, mais l'extrémité droite correspond au milieu du corps du ubis droit.

LES FONTANELLES ANTÉRIEURES ET POSTÉRIEURES sont-elles accessibles au toucher simultanément?

C. Le plus communément, avant la flexion, la fontanelle antérieure ou quadrangulaire est seule accessible au toucher; mais, par la flexion, elle remonte avec le front et le menton, tandis que la postérieure ou triangulaire plonge dans l'excavation avec l'occiput et devient accessible à son tour. (Dans certains cas, pourtant, on peut les toucher toutes deux en même temps). Ceci s'applique à toutes les positions du sommet.

DIAGNOSTIC DE LA POSITION OCCIPITO-COTYLOÏDIENNE GAUCHE. — On reconnaît cette position à ce que par le toucher vaginal on trouve :

1° La fontanelle antérieure ou quadrangulaire située en arrière et à droite, et la postérieure ou triangulaire en avant et à gauche du bassin de la femme.

2° La suture sagittale dirigée obliquement d'avant en arrière et de gauche à droite, c'est-à-dire parallèlement au diamètre diagonal gauche, et la transversale antérieure ou fronto-pariétale diagonalement dans le sens du diamètre oblique droit du détroit supérieur.

PHÉNOMÈNES DE L'ACCOUCHEMENT NATUREL. — Ces phénomènes sont : les uns *physiologiques*, les autres *mécaniques*.

PHÉNOMÈNES PHYSIOLOGIQUES. — Ce sont :

1° Les douleurs et les contractions utérines ;

2° La dilatation du col utérin ;

3° La formation de la poche des eaux;

4° L'écoulement des glaires;

5° La rupture des membranes, et, par suite, l'écoulement d'une certaine quantité de liquide amniotique et l'engagement de la tête à travers l'orifice de la matrice;

6° La tuméfaction du cuir chevelu;

7° La dilatation du vagin et la descente de la tête jusqu'au plancher du bassin;

8° La dilatation des organes génitaux externes;

9° La sortie de la tête et l'expulsion totale du fœtus;

10° Enfin, après un certain temps de calme, l'expulsion du délivre ou arrière faix qui est suivi de l'écoulement des lochies.

DOULEURS. — On les divise en *vraies* et en *fausses* : les vraies douleurs sont la conséquence des contractions utérines, par cela même, on entend par fausses douleurs toutes celles qui sont indépendantes de ces contractions et qui peuvent siéger, soit dans les viscères abdominaux, soit dans les parois du ventre, y compris, en arrière, le muscle sacro-spinal.

CARACTÈRES DES VRAIES DOULEURS. — Comme en accouchement, le mot douleur utérine est synonime de contraction de l'utérus, en ce sens pourtant que l'une est l'effet et l'autre la cause; nous dirons que les douleurs sont vraies :

1° Lorsque en appliquant les mains sur l'hypogastre on sent à travers les parois abdominales l'utérus se durcir et s'arrondir;

2° Ou bien lorsque, en pratiquant le toucher vaginal, on sent le col utérin et les membranes de l'œuf se tendre pendant les douleurs, puis se relâcher immédiatement après. Nous ajouterons que dans l'intervalle des douleurs on peut, à travers les membranes relâchées, reconnaître la présence du fœtus à l'orifice de la matrice.

DIVISIONS DES VRAIES DOULEURS. — Depuis le début du travail jusqu'à la dilatation complète du col, y compris la rupture de la poche des eaux, les vraies douleurs sont appelées *préparantes*. Elles tourmentent beaucoup les femmes. A partir de ce moment jusqu'à l'expulsion complète de l'enfant, elles prennent le nom d'*expulsives*. Toutefois celle que la femme éprouve, lorsque la tête franchit la vulve, a reçu la dénomination de *concoassante*. Celle-ci est très-vive. Du moment où les douleurs expulsives commencent, c'est-à-dire dès que la tête franchissant le col, presse sur les organes pelviens, la femme éprouve une sorte de tenesme qui nécessite, chez elle, la contraction simultanée de tous les muscles du corps. Ainsi elle se cramponne, pousse des cris étouffés et fait des efforts comme pour aller à la selle dans un cas de constipation opiniâtre. Mais aussi, la contraction passée, elle se repose, elle a de la tendance au sommeil, elle dort même souvent jusqu'à ce qu'une nouvelle douleur vienne la réveiller.

Enfin, pour terminer tout ce qui caractérise les douleurs expulsives, nous dirons que, dans un travail régulier, elles deviennent d'autant plus intenses et rapprochées que l'accouchement est près de se terminer.

Dilatation du col. — Elle s'opère sous l'influence :

1° Des contractions des fibres du corps de l'utérus, et

2° De l'engagement à travers cette ouverture de la poche des eaux d'abord, puis de la tête du fœtus ou de toute autre présentation.

Poche des eaux. — On donne ce nom à la saillie que les membranes de l'œuf forment à travers et au-dessous de l'orifice de la matrice.

Glaires. — Par ce mot, on veut désigner un écoulement par la vulve, dès le commencement du travail, d'une plus ou moins grande quantité de mucosités sous forme de flocons. Cet écoulement est d'abord simplement muqueux (*glaires muqueuses*) puis mêlé de sang (*glaires sanguines*).

Tuméfaction du cuir chevelu. — Lorsque déjà depuis un certain temps les eaux se sont écoulées, et que la matrice a continué de se contracter, le cuir chevelu qui recouvre la partie de la tête correspondant à l'orifice du col, c'est-à-dire au vide du bassin, se tuméfie par un engorgement séro-sanguin qui est dû à la constriction circulaire que le pourtour de l'orifice utérin exerce sur la tête de l'enfant.

Quant a la dilatation du vagin et à la descente de la tête jusqu'au plancher du bassin, il n'y a rien à dire de remarquable sous le rapport physiologique.

Distention du périnée. — Arrivée sur le plancher inférieur du bassin, la tête vient heurter cette paroi de haut en bas et d'avant en arrière, et elle se trouverait arrêtée dans sa progression, si bientôt à ce mouvement de pression ne venait s'ajouter en quelque sorte un mouvement de réflexion d'arrière en avant qui, forçant le périnée à se distendre et à s'allonger dans ce sens, lui permet d'arriver à la vulve.

DISTENTION DES ORGANES GÉNITAUX EXTERNES ET DILATATION DE L'ORIFICE VULVAIRE. — La tête toujours soumise aux puissances expulsives, presse sur les organes externes de la génération qu'elle force à se distendre, et l'on voit pendant les contractions utérines ces organes faire saillie, l'orifice vulvaire s'entr'ouvrir et la tête se montrer. Ces phénomènes se prononcent davantage à chaque nouvelle contraction utérine; mais, immédiatement après, la tête remonte, repoussée qu'elle est par la résistance des parties molles. Cette alternative de *propulsion* des organes maternels et de *répulsion ou recul* de la tête se continue jusqu'à ce que celle-ci ait franchi le cercle osseux inférieur du bassin, après quoi elle ne recule plus et reste coiffée par le périnée, les grandes lèvres, y compris la peau des parties voisines; et la vulve reste grandement entr'ouverte. Lorsque les choses en sont là, une ou deux contractions de l'utérus suffisent pour opérer l'expulsion de la tête, qui est promptement suivie de celle du tronc de l'enfant.

Si nous reportons notre attention sur les phénomènes physiologiques que nous venons d'étudier, nous voyons que le travail de l'enfantement se divise en *trois périodes* bien distinctes.

Ainsi dans la première, qui correspond aux douleurs *préparantes*, la nature a pour but d'opérer la dilatation complète du col, c'est-à-dire de frayer une route à l'enfant pour qu'il puisse sortir de la cavité utérine.

Dans la seconde, qui commence avec les douleurs *expulsives*, la nature emploie ses forces à l'expulsion complète de l'enfant à travers les organes sexuels de la mère.

Dans la troisième, enfin, la matrice se débarasse des annexes du fœtus, ainsi qu'on le verra dans un article à part.

Phénomènes mécaniques. — Le mécanisme de l'accouchement comprend l'étude des mouvements que l'enfant exécute pour traverser la filière osseuse du bassin de la femme. Nous allons les exposer :

Immédiatement après la rupture des membranes et l'issue d'une certaine quantité de liquide amniotique, la matrice, revenant sur elle-même, embrasse le fœtus et le pousse de haut en bas et d'avant en arrière, suivant son axe occipito-coccygien qui est à peu près parallèle à l'axe du détroit supérieur du bassin maternel. Cette impulsion donnée au tronc de l'enfant par l'utérus est transmise à la tête par l'intermédiaire de la colonne vertébrale qui, s'articulant avec elle à l'union des deux tiers antérieurs avec le tiers postérieur de son diamètre occipito-mentonnier, porte principalement sur l'occiput et le force de descendre le premier derrière la cavité cotyloïde gauche, tandis que le front et le menton remontent vers le sternum. Ce mouvement de flexion est encore favorisé : 1° souvent par la résistance du détroit supérieur; 2° surtout et toujours par celle que le col de la matrice oppose au front et au menton pendant que l'occiput franchit l'orifice de cet organe (1).

Cependant, les contractions utérines persistant, la tête un peu inclinée sur l'un des côtés, de telle sorte que le pariétal antérieur *(droit)* est plus bas que le postérieur *(gauche)* franchit le détroit supérieur et descend dans l'excavation, en continuant de se fléchir. (Il *serait superflu* de *séparer* le mouvement de *flexion* de *celui de descente.*) A partir du milieu de la hauteur de cette cavité, l'occiput trouvant plus d'espace ou d'ampleur du côté de la symphyse pubienne, roule en avant et de gauche à droite pour gagner l'arcade des pubis, tandis que le front marche en arrière et de droite à gauche pour se porter dans la concavité du sacrum.

On a généralement attribué ce mouvement de *rotation* ou de *pivot* à l'influence des plans inclinés du bassin. Dans cette opinion, l'occiput est dirigé en avant

____

(1) REMARQUE. *Dans certain cas,* la tête descend dans l'excavation du *bassin,* sans exécuter ce mouvement de flexion, et, suivant *M. Nœgèle,* professeur de Heidelberg, ceci serait le cas ordinaire.

sous l'arcade pubienne par l'un des plans inclinés latéro-antérieurs (*gauche* pour la *position* occipito-*coty-loïdienne* gauche , *droit* pour l'occipito-*cotyloïdienne* droite) et le front est porté en arrière dans le sacrum par le plan incliné latéro-postérieur opposé. Toutefois, dans ces derniers temps, on en a donné d'autres explications. Un professeur de Strasbourg , M. Stoltz , l'a attribué à l'action des muscles obturateurs internes et pyramidaux. Ainsi, d'après lui, dans la position que nous décrivons, par exemple , ce serait l'obturateur interne gauche qui agirait sur l'occiput , et le pyramidal droit sur le front. Pour M. Paul Dubois, ce mouvement tient à la fois à la disposition de la tête de l'enfant , à celle du bassin de la mère et à l'action du périnée ou plancher inférieur du bassin; suivant lui aussi, il ne commencerait à s'exécuter que quand la tête appuie sur ce dernier. Quoi qu'il en soit de ces explications, lorsque le travail est arrivé à ce point, l'occiput et la fontanelle triangulaire regardent le centre de la vulve, et le menton l'angle sacro-vertébral , de telle sorte que les diamètres :

1° Occipito-mentonnier représente l'axe du détroit inférieur ;

2° Occipito-bregmatique (quelquefois l'*occipito-frontal*, lorsque la *flexion* ne s'est pas opérée) est parallèle au diamètre coccy-pubien du bassin et la suture sagittale est dirigée directement en arrière et en haut.

3° Par cela même , le diamètre bipariétal et la suture

transversale antérieure sont confondus avec le diamètre bisciatique ou transversal;

4° Enfin, la circonférence occipito-bregmatique représente la circonférence de ce même détroit, c'est-à-dire qu'ici comme au détroit abdominal, après la flexion, les plus petits diamètres de la tête sont en rapport avec les plus grands du cercle pelvien inférieur, tandis que le plus grand de celle-là (tête) ou occipito-mentonnier, est confondu avec l'axe de celui-ci (détroit périnéal (1).

La tête de l'enfant arrive donc, ainsi que nous venons de le voir, en position directe antéro-postérieure au détroit inférieur : 1° par un mouvement progressif de flexion, et 2° par un mouvement de rotation ou de pivot, auquel ne participe que très-exceptionnellement le tronc, quoique en aient dit quelques auteurs. Mais, à dater de ce moment, la flexion cesse et la tête franchit le cercle périnéal par un mouvement d'extension ou de déflexion. Ainsi les contractions utérines continuant de pousser le tronc de l'enfant de haut en bas et d'avant en arrière vers le sacrum, c'est-à-dire parallèlement à l'axe du détroit abdominal, le tronc réagit sur le menton qu'il force de s'éloigner peu à peu

(1) *Remarque.* — Ces rapports ne sont pas toujours tels que nous venons de l'exposer, au moment où la tête arrive au détroit inférieur. En effet, à cet époque du travail, il arrive souvent que l'occiput, au lieu d'être au centre de la vulve, est situé derrière la branche ischio-pubienne gauche. Mais dès l'instant où la tête commence à franchir le cercle osseux périnéal, ces rapports se complètent.

du sternum, et de s'abaisser à mesure que l'occiput s'engage à travers la vulve, et que le col et les épaules descendent. Pendant ce temps, la nuque appuyant contre le sommet et l'arcade des pubis et servant de centre de mouvement, l'occiput remonte au-devant de la symphyse pubienne en arrière des parties molles, tandis que la suture sagittale, la fontanelle antérieure, le front, la face et le menton parcourant la courbure sacro-coccy-périnéale, viennent successivement se dégager à la commissure postérieure de la vulve.

Aussitôt après que la tête est libre au dehors des parties sexuelles, elle retombe au devant du périnée qui s'est retiré sur le cou de l'enfant, et reprend les rapports qu'elle avait au détroit abdominal, c'est-à-dire que l'occiput se dirige obliquement en avant et à gauche, puis directement vers la face interne de la cuisse du même côté, tandis que le front gagne toujours le point opposé.

Ce quart de rotation extérieure tout entier est, suivant M. Gerdy, la conséquence de la rotation intérieure des épaules. Malgré et contre l'autorité de ce savant professeur, nous n'en persistons pas moins à regarder le premier temps de cette rotation, c'est-à-dire celui qui amène l'occiput obliquement en avant, comme une véritable restitution due à la réaction du col de l'enfant qui a été tordu par le mouvement de pivot que la tête a exécuté pour arriver du détroit supérieur au détroit inférieur du bassin, et auquel le tronc n'a pas participé. Le second temps seul, c'est-à-dire celui qui porte l'occiput directement à gauche, est dû à la première cause, car il nous est arrivé plusieurs fois, lorsque les épaules ne descendaient pas immédiatement après la sortie de la tête dont l'occiput s'était dirigé obliquement en avant (ce qui n'est pas très-rare) de constater par le toucher vaginal, en voulant agir sur les épaules, qu'elles étaient encore placées diagonalement.

Pendant que la tête franchit le cercle pelvien inférieur du bassin et se dégage hors de la vulve, les épaules commencent à franchir le cercle pelvien supérieur, parallèlement au diamètre oblique droit. Une fois que l'extrémité céphalique est tout à fait au dehors, la matrice continuant de se contracter sur l'enfant, ces parties descendent dans l'excavation pelvienne ; l'épaule droite qui est derrière la cavité cotyloïde droite roule en avant et de droite à gauche pour venir se placer sous l'arcade pubienne (pour les mêmes raisons que l'occiput), tandis que la gauche, qui est au devant de la symphyse sacro-iliaque gauche, se porte en arrière et de gauche à droite pour gagner la concavité du sacrum, de telle sorte que leur diamètre transversal devient parallèle au diamètre coccy-pubien ou antéro-postérieur du détroit périnéal, ce qui force la tête à se placer tout à fait transversalement, ainsi que nous l'avons dit plus haut.

Lorsque les choses en sont là, le tronc du fœtus est infléchi sur son plan latéral droit qui regarde la symphyse des pubis, c'est-à-dire qu'il forme une courbe à concavité antérieure qui représente celle de la face antérieure du sacrum, et alors l'axe vertical du thorax de l'enfant est confondu avec l'axe du détroit inférieur et l'axe vertical de l'abdomen représente la direction de celui du détroit supérieur.

Cependant les forces expultrices continuant de pousser le tronc du fœtus en bas et d'avant en arrière, celui-ci réagit sur l'épaule gauche qui est dans la concavité du sacrum et la force de descendre en parcourant la courbure sacro-coccy-périnéale pour venir se dégager la première à la commissure postérieure, tandis que la droite reste en quelque sorte immobile sous l'arcade pubienne pour se dégager la dernière (1).

Tandis que l'épaule qui est en arrière parcourt le plan postérieur du bassin pour gagner le commissure périnéale, la tête se relève vers le mont de Vénus ; mais aussitôt cette épaule sortie, elle retombe vers le périnée.

Enfin les épaules étant au dehors, les hanches franchissent le détroit supérieur, l'excavation et le détroit inférieur du bassin, dans les mêmes sens que les premières et d'après le même mécanisme ; mais comme après la sortie de la tête et des épaules, il ne reste plus dans les parties de la femme que le sommet du cône

(1) *Remarque.* — Suivant M. Paul Dubois, c'est l'épaule antérieure qui se dégage la première ; M. Moreau dit qu'elles se dégagent toutes les deux en même temps.

6.

fœtal plus ou moins lubréfié de sang et de matière cébacée; l'expulsion est ordinairement si prompte qu'il est très-difficile d'en saisir les mouvements, dont la connaissance est, par cela même, de peu d'importance.

En résumant ce que nous venons de voir sur le mécanisme de l'accouchement *naturel* ou *spontané,* nous dirons :

A. Que la tête exécute quatre mouvements dont trois intérieurs et un extérieur, savoir :

1° Un mouvement de *flexion* pour franchir le détroit supérieur en vertu duquel les plus petits diamètres de la tête se mettent en rapport avec les plus grands de cet orifice et le plus grand ou occipito-mentonnier avec l'axe de celui-ci ;

2° Un mouvement de *rotation dans l'excavation* pelvienne en vertu duquel l'occiput vient se placer sous l'arcade des pubis, de manière à ce que ses plus petits diamètres soient encore en rapport avec les plus grands du détroit périnéal et son plus grand avec l'axe de ce dernier;

3° Un mouvement d'*extension ou de déflexion* en vertu duquel la tête franchit le cercle pelvien inférieur et se dégage hors de la vulve;

4° Un mouvement de *rotation en dehors* des parties de femme, en vertu duquel elle reprend d'abord les rapports qu'elle avait au détroit abdominal (*restitution*) , puis se placé transversalement.

B. Que les épaules exécutent aussi un mouvement de

rotation dans l'excavation pour venir se placer en position directe antéro-postérieure au détroit inférieur, mais en sens inverse de celui de l'occiput, c'est-à-dire que celui-ci roule de gauche à droite, et l'épaule droite qui est en avant de droite à gauche pour se porter sous l'arcade pubienne.

Deuxième position diagonale ou occipito-cotyloïdienne droite. — DEUXIÈME POSITION DE BAUDELOCQUE, GARDIEN, CAPURON, ETC. — DEUXIÈME VARIÉTÉ DE LA POSITION OCCIPITO-ANTÉRIEURE DE M. VELPEAU.— DEUXIÈME VARIÉTÉ DE LA POSITION OCCIPITO-ILIUM DROITE DE M. MOREAU, ETC.

FRÉQUENCE. — Elle a été, jusqu'en ces derniers temps, regardée comme la plus commune après la précédente. Nous verrons un peu plus loin ce qu'il faut en penser.

RAPPORTS DU FŒTUS. — L'occiput est derrière la cavité cotyloïde droite ou extrémité antérieure du diamètre diagonal droit; par cela même, le front est au point opposé, c'est-à-dire au devant de la symphyse sacro-iliaque gauche, ou extrémité postérieure de ce même diamètre. Or, si l'occiput correspond à la cavité cotyloïde droite, n'est-il pas évident que le *dos* ou *plan dorsal* est dirigé dans le même sens, c'est-à-dire en avant et à droite de la matrice et le *plan abdominal* ou *antérieur* dans le sens opposé, ou en arrière et à gauche? Puisqu'il s'agit d'une présentation de la tête, nous savons qu'elle est en bas, au col de la matrice; par cela même nous ne saurions ignorer que les pieds et les fesses sont au point opposé, c'est-à-dire au fond de cet organe, et nous ajouterons un peu inclinés en arrière et à gauche, parce que l'occiput est incliné en avant et à droite. La bosse *pariétale* et le plan *latéral droits* étant en arrière et à droite, il est clair que la *bosse pariétale* et le *plan latéral gauches* sont en avant et à gauche.

RAPPORT DES DIAMÈTRES DE LA TÊTE AVEC LES DIAMÈTRES ET L'AXE DU DÉTROIT ABDOMINAL DU BASSIN. — A. Avant la flexion : 1° Les diamètres *occipito-frontal, bipariétal* et *transversal* des épaules sont parallèles, savoir : le premier au diamètre oblique droite, et les deux autres au diagonal gauche du détroit supérieur du bassin ;

2° La circonférence occipito-frontale est confondue avec celle de cet orifice ;

3° Le diamètre occipito-mentonnier est oblique à l'axe du détroit, de telle sorte que le menton est situé entre cette ligne et la symphyse sacro-iliaque gauche.

B Après la flexion : 1° La circonférence et le diamètre occipito-bregmatiques ont pris la place de la circonférence et du diamètre occipito-frontals ;

2° Le diamètre occipito-mentonnier est devenue parallèle à l'axe, d'oblique qu'il était auparavant.

3° Le diamètre bipariétal n'a pas changé de rapports, puisqu'il représente, dans ce cas, un axe autour duquel la tête tourne pour se fléchir.

Diagnostic. — On reconnaît cette deuxième position à ce que :

1° La fontanelle antérieure ou quadrangulaire est située en arrière et à gauche, et la triangulaire en avant et à droite du bassin ;

2° La suture sagittale est oblique d'avant en arrière et de droite à gauche, c'est-à-dire située parallèlement au diamètre diagonal droit, tandis que la suture transversale antérieure ou fronto-pariétale est dans la direction du diamètre oblique gauche du détroit abdominal.

Mécanisme. — Comme il est le même que celui de la position précédente, ou occipito-cotyloïdienne gauche, il serait superflu de le décrire *in extenso*. Nous ferons seulement remarquer qu'il y a cette différence que les mouvements que la tête et les épaules exécutent de gauche à droite dans la première diagonale, se passent dans celle-ci de droite à gauche, et réciproquement ceux qui ont lieu de droite à gauche dans la première, s'exécutent de gauche à droite dans la seconde ; ainsi :

1° L'occiput roule en avant et de droite à gauche vers l'arcade pubienne et le front en arrière et de gauche à droite vers le sacrum. C'est le contraire dans la première diagonale ;

2° Arrivée au détroit inférieur, la tête se dégage de la même manière et d'après le même mécanisme que dans une position occipito-cotyloïdienne gauche. Mais une fois libre au dehors des parties de la mère, elle se place parallèlement au diamètre diagonal droit, sous l'influence du mouvement de restitution, c'est-à-dire que l'occiput se porte d'abord en avant et à droite, puis bientôt directement à droite par l'effet de la rotation intérieure des épaules; et le front se dirige toujours vers le point opposé; c'est le contraire pour la présentation antérieure gauche;

3° Dans la présentation que nous décrivons, c'est l'épaule gauche qui roule de la cavité cotyloïde gauche en avant, vers l'arcade des pubis, tandis que dans la première position diagonale, ainsi que nous l'avons déjà vu, c'est l'épaule droite qui se porte de la cavité cotyloïde droite en avant vers cette même arcade;

4° Lorsque les épaules sont arrivées en directe antéro-postérieure au détroit inférieur par leur mouvement de rotation, elles franchissent cet orifice de la même manière et d'après le même mécanisme dans l'une comme dans l'autre position ; mais avec cette différence que, dans la position qui nous occupe, c'est l'épaule droite qui se dégage à la commissure postétieure, tandis que le contraire a lieu dans l'occipito-cotyloïdienne gauche.

Quant au reste de l'expulsion du fœtus, elle se fait très-rapidement et toujours suivant le même mécanisme.

Troisième position diagonale, ou occipito-sacro-iliaque droite. — QUATRIÈME POSITION DE BAUDELOCQUE ET DE GARDIEN. — TROISIÈME POSITION DE MM. CAPURON, MAYGRIER, DUGÈS, ET Mme LACHAPELLE. — PREMIÈRE VARIÉTÉ DE LA POSITION OCCIPITO-POSTÉRIEURE DE M. VELPEAU. — TROISIÈME VARIÉTÉ DE LA POSITION OCCIPITO-ILIUM DROITE DE M. MOREAU.

FRÉQUENCE. — Jusqu'à la remarque de M. Nagélé, on avait regardé cette position comme beaucoup moins commune que la deuxième diagonale. Depuis que ce professeur a fait connaître le résultat de ses observations, les idées ont été modifiées sur ce point. Aujourd'hui, on admet que la tête se place, dans la plupart des cas, parallèlement au diamètre diagonal gauche du bassin, l'occiput en avant ou en arrière ; mais le plus souvent dans le premier sens. D'où il résulte que la position que nous décrivons est incomparablement plus fréquente que l'occipito-cotyloïdienne droite. Voici un relevé statistique qui peut donner une idée de cette fréquence : sur cinq cent quarante-six positions occipito-latérales droites, M. Paul Dubois a trouvé l'occiput quatre cent quatre-vingt-onze fois au-devant de la symphyse sacro-iliaque droite, et cinquante-cinq fois seulement derrière la cavité cotyloïde du même côté.

RAPPORTS DU FŒTUS. — Cette position étant opposée à la première diagonale, les rapports des diamètres de la tête avec ceux du bassin de la femme sont exactement les mêmes ; seulement leurs extrémités ont changé de place. Ainsi dans celle-ci :

1° L'occiput est au devant de la symphyse sacro-iliaque droite, là où était le front dans la première, et réciproquement le front à pris, dans celle-ci, la place de l'occiput derrière la cavité cotyloïde gauche ;

2° Le plan dorsal a pris en arrière et à droite la place du plan abdominal ;

3° La bosse pariétale et le plan latéral droits sont en arrière et à gauche, là où étaient la bosse pariétale et le plan latéral gauches, dans la première diagonale ;

4° Les pieds et les fessses qui correspondent au fond de la matrice, sont un peu inclinés en avant et à gauche, au lieu d'être en arrière et à droite, comme dans la première ;

5° Le diamètre occipito-mentonnier est bien oblique à l'axe du détroit supérieur, mais le menton est situé entre cette ligne et la cavité cotyloïde gauche, au lieu que dans la première position il est entre l'axe et la symphyse sacro-iliaque droite.

Après la flexion. — Ici, comme dans l'occipito-cotyloïdienne gauche, la circonférence et le diamètre occipito-bregmatiques ont pris la place de la circonférence et du diamètre occipito-frontals, et le diamètre occipito-mentonnier est devenu parallèle à l'axe du détroit, d'oblique qu'il était auparavant,

Diagnostic. — On reconnaît cette position à ce que :

1° La fontanelle antérieure ou quadrangulaire est située en avant et à gauche du bassin, et la postérieure ou triangulaire en arrière et à droite ;

2° La suture sagittale est oblique d'avant en arrière et de gauche à droite, comme dans la première position, c'est-à-dire qu'elle est parallèle au diamètre diagonal gauche ;

3° Par cela même la transversale antérieure ou fronto-pariétale est confondue avec le diamètre oblique droit.

MÉCANISME. — Sous l'influeece des contractions utérines, la tête exécute son mouvement de flexion, traverse le détroit supérieur parallèlement au diamètre diagonal gauche, et plonge dans l'excavation pelvienne. Bientôt l'occiput au lieu de se diriger vers le sacrum, se porte transversalement, puis en avant et à droite, pour gagner enfin l'arcade des pubis, tandis que le front exécute un mouvement opposé pour venir dans la concavité du sacrum, c'est-à-dire que cette position occipito-postérieure droite ou troisième diagonale se transforme en deuxième ou occipito-cotyloïdienne droite. Mais pour que les choses se passent ainsi, l'occiput exécute un mouvement de rotation très-étendue, auquel participe le tronc, et alors les épaules qui étaient d'abord en rapport avec le diamètre diagonal droit, se placent parallèlement au diagonal opposé (gauche,) car le mouvement de torsion du col de l'enfant ne pourrait être porté assez loin pour permettre cette rotation considérable, le tronc restant immobile, sans que la moelle épinière fût tordue ou déchirée, et par cela même la vie de l'enfant compromise.

Lorsque cette transmutation de position occipito-postérieure droite, en occipito-antérieure du même côté, est opérée, le reste de l'accouchement se termine comme si la position avait été primitivement une occipito-cotyloïdienne droite. (Voir le mécanisme de celle-ci.)

Mais cette transmutation a-t-elle toujours lieu ? Depuis Baudelocque jusqu'à ces derniers temps, les cas de conversion des positions postérieures en antérieures étaient regardés comme très-exceptionnels, aujourd'hui les accoucheurs ont généralement une opinion contraire, et ils décrivent le mécanisme de l'accouchement, comme si cette transformation était en quelque sorte constante.

En admettant qu'il soit rare de voir l'occiput se porter dans la concavité du sacrum pour se dégager à la commissure postérieure, ce que nous sommes loin de penser (car sur huit positions occipito-postérieures que nous avons déjà eu l'occasion d'observer et de bien constater, au début du travail, nous n'en avons vu que deux dans lesquelles l'occiput soit sorti sous l'arcade pubienne) il n'en est pas moins très-important de savoir, le cas échéant, comment les choses doivent se passer; avec d'autant plus de raison que cet accouchement est ordinairement difficile par les seules forces de la nature, sinon impossible, comme l'ont écrit certains auteurs. Aussi croirions-nous faire une omission grave pour la pratique, si nous n'entrions pas dans des détails, et nous avons de la peine à nous expliquer pourquoi la plupart des accoucheurs actuels passent si légèrement sur ce point.

En supposant donc que la transmutation de position occipito-postérieure en occipito-antérieure correspondante n'ait pas lieu, une fois que la tête a franchi le détroit supérieur, l'occiput roule en arrière et de droite à gauche vers la concavité du sacrum, tandis que le front glisse en avant et de gauche à droite pour gagner l'arcade des pubis.

Lorsque les choses en sont là, la tête est placée de telle sorte que :

1º La suture sagittale est dirigée directement d'avant en arrière et le diamètre bipariétal parallèlement au diamètre bisciatique du détroit inférieur, comme dans une position occipito-antérieure, avec cette différence pourtant :

1° Que la fontanelle antérieure ou quadrangulaire est en avant au lieu d'être en arrière ;

2° Que l'occiput repose sur le périnée au lieu d'être au centre de la vulve ;

3• Que par cela même le diamètre occipito-mentonnier est oblique au lieu d'être parallèle à l'axe du détroit inférieur.

Quoi qu'il en soit, les forces expulsives continuant, l'occiput descend d'arrière en avant pour venir se dégager le premier à la commissure postérieure tandis que le front remonte derrière la symphyse pubienne.

Ce dernier temps du travail est très-long et très-pénible parce que: 1º le front est trop large pour s'adapter au sommet de l'arcade des pubis (ce qui diminue relativement le diamètre coccy-pubien, d'environ un centimètre et demi ou six lignes);

2º Avant que l'occiput soit dégagé à la commissure postérieure, il a dû parcourir toute la courbure sacrococcy-périnéale qui est d'environ vingt-deux à vingt-quatre centimètres, (huit à neuf pouces); ce qu'il ne peut faire sans entraîner le haut du thorax dans l'excavation, seconde difficulté qui se présente, car l'occiput ne peut parcourir le trajet que nous venons d'indiquer sans que le front remonte derrière l'arcade pubienne et par cela même sans que le menton se rapproche de l'angle sacro-vertébrale. Or, il est arrêté par la partie supérieure de la poitrine qui occupe la portion postérieure du cercle pelvien supérieur.

Quoi qu'il en soit de ces difficultés, une fois que l'occiput a franchi la commissure postérieure, il se renverse sur le périnée qni s'est retiré sur le cou en glissant sur le plan incliné que présente la partie postérieure de la tête, tandis que la suture sagittale, la fontanelle antérieure, le front, la face et le menton se dégagent successivement à la commissure antérieure; après quoi, la tête étant libre hors des parties de la femme, l'occiput, par un mouvemen t de rotation , se porte d'abord en arrière et à droite, puis directement à droite, sous l'influence de la rotation intérieure des épaules, tandis que le front se dirrige vers le point opposé de la cuisse ganche.

Enfin, l'expulsion du tronc du fœtus se fait aussi facilement et d'après le même mécanisme que dans la position occipito-cotyloïdienne gauche, avec cette seule différence que c'est l'épaule gauche et non la droite qui roule en avant sous l'arcade des pubis.

Quatrième position diagonale ou occipito-sacro-iliaque gauche. — CINQUIÈME POSITION DE BAUDELOCQUE, GARDIEN, ET QUATRIÈME POSITION DE MM. CAPURON, MAYGRIER, DUGÈS, ET Mme LACHAPELLE. — DEUXIÈME VARIÉTÉ DE LA POSITION OCCIPITO-POSTÉRIEURE DE M. VELPEAU.—TROISIÈME VARIÉTÉ DE LA POSITION OCCIPITO-ILIUM GAUCHE DE M. MOREAU.

Elle est moins commune et plus défavorable que les trois précédentes :

RAPPORTS DU FŒTUS.—Cette position étant opposée à la deuxième diagonale ou occipito-cotyloïdienne droite, les rapports des diamètres du fœtus avec ceux du bassin de la mère sont les mêmes que dans cette dernière ; seulement leurs extrémités ont changé de place, ainsi :

1° l'occiput est au devant de la symphyse sacro-iliaque gauche, là où était le front dans la deuxième diagonale et réciproquement le front a pris la place de l'occiput derrière la cavité cotyloïde droite ;

2° Le plan dorsal a pris la place du plan abdominal et réciproquement celui-ci a pris la place de celui-là ;

3° La bosse pariétale et le plan latéral droits sont en avant et à gauche, là où étaient la bosse pariétale et le plan latéral gauches dans la deuxième diagonale ;

4° Les pieds et les fesses qui correspondent au fond

de l'utérus sont un peu inclinés en avant et à droite, au lieu d'être inclinés en arrière et à gauche, comme dans l'occipito-cotyloïdienne droite ;

5ᵉ Le diamètre occipito-mentonnier est oblique à l'axe du détroit supérieur, comme dans cette dernière; mais le menton est situé entre cette ligne et la cavité cotyloïde droite, au lieu d'être placé entre l'axe et la symphyse sacro-iliaque gauche.

APRÈS LA FLEXION DE LA TÊTE. — Ici, comme dans la deuxième et même comme dans toutes les positions, la circonférence et le diamètre occipito-bregmatiques ont pris la place de la circonférence et du diamètre occipito-frontals, et le diamètre occipito-mentonnier est devenu parallèle à l'axe du détroit abdominal, d'oblique qu'il était auparavant ;

DIAGNOSTIC. — On reconnaît cette position :

1ᵉ A ce que la fontanelle postérieure ou triangulaire est en arrière et à gauche, tandis que l'antérieure ou quadrangulaire est en avant et à droite ;

2° A ce que la suture sagittale est oblique d'avant en arrière et de droite à gauche, comme dans la deuxième position, c'est-à-dire qu'elle est parallèle au diamètre diagonal droit du bassin, tandis que la transversale antérieure est située dans la direction du diamètre diagonal gauche.

MÉCANISME. — Tout ce que nous avons dit sur la position occipito-sacro-iliaque droite et par rapport à l'occipito-antérieure correspondante, s'applique à celle-ci et par rapport à l'occipito-antérieure gauche. Ainsi une fois que la tête a franchi le détroit supérieur, de deux choses l'une : ou bien l'occiput se porte d'abord transversalement, puis en avant et à gauche pour gagner l'arcade pubienne, c'est-à-dire que cette position se transforme en occipito cotyloïdienne gauche (c'est le cas ordinaire) et l'accouchement se termine comme si elle se fut présentée primitivement de cette manière (*Voir le mécanisme de celle-ci*); ou bien cette transformation n'a pas lieu, et alors l'occiput roule en arrière et de gauche à droite vers la concavité du sacrum, tandis que le front roule en avant et de droite à gauche pour gagner l'arcade des pubis, de telle sorte que la tête se place en directe antéro-postérieur au détroit inférieur.

Lorsque les choses en sont là, les rapports de la tête et le mécanisme de son dégagement sont exactement les mêmes que dans l'occipito-sacro-iliaque droite qui ne se serait pas transformée en occipito-antérieure droite ; seulement une fois que la tête est hors des parties de la femme, l'occiput se dirige d'abord vers la partie postéro-interne de la cuisse gauche par un *mouvement de restitution*, puis directement à gauche sous l'influence de la *rotation* des épaules et non de la cuisse droite, tandis que le front se porte vers la partie postéro-interne de la cuisse droite et non de la cuisse gauche.

Quant à l'expulsion du tronc, elle se fait encore de

la même manière dans les deux positions occipito-postérieures gauche et droite, avec cette différence que, dans celle qui nous occupe, les épaules et les hanches traversent le *diamètre diagonal gauche* du détroit supérieur, tandis qu'au contraire elles traversent le *diamètre diagonal droit* dans l'occipito-sacro-iliaque droite.

POSITIONS DIRECTES.

Première position directe ou occipito-ilium gauche directe et tranversale.—CINQUIÈME POSITION DE Mme LACHAPELLE. — SEPTIÈME POSITION DE FLAMANT. — PREMIÈRE VARIÉTÉ DE LA POSITION OCCIPITO-ILIUM GAUCHE DE M. MOREAU, ETC.

RAPPORTS DU FŒTUS. — Ici, comme dans les positions occipito-antérieure et postérieure diagonales, le plan postérieur du fœtus et l'occiput sont à gauche de la matrice et du bassin de la mère ; mais directement à gauche, de telle sorte que : 1° le diamètre occipito-frontal est parallèle au diamètre bisiliaque du détroit supérieur ; 2° le diamètre bipariétal et transversal des épaules sont confondus avec l'antéro-postérieur ou sacro-pubien de ce même orifice. Par cela même, le plan latéral gauche est directement en arrière, et le droit directement en avant ; 3° le diamètre occipito-mentonnier est oblique à l'axe, de sorte que le menton se trouve entre cette ligne et l'extrémité droite du diamètre transversal ou bisiliaque du bassin.

Après la flexion, il arrive dans cette position ce qui se passe dans les positions précédentes. (Voir celles-ci).

DIAGNOSTIC. — On reconnaît la position occipito-ilium gauche, directe et transversale : 1° A ce que la fontanelle antérieure ou quadrangulaire est située directement à droite du bassin, et la postérieure ou triangulaire directement à gauche; 2° à ce que la suture sagittale est dirigée transversalement, c'est-à-dire parallèlement au diamètre bisiliaque, tandis que la transversale antérieure est parallèle au diamètre sacro-pubien.

Mécanisme. — Il est absolument le même que celui de la position occipito-cotyloïdienne gauche ou première diagonale; seulement, le mouvement de rotation que la tête exécute en avant pour que l'occiput vienne gagner l'arcade pubienne, est un peu plus étendu que dans cette dernière, puisqu'il a un peu plus de chemin à parcourir.

Deuxième position directe ou occipito-ilium droite et transversale. — SIXIÈME POSITION DE Mme LACHAPELLE. — HUITIÈME POSITION DE FLAMANT. — PREMIÈRE VARIÉTÉ DE LA POSITION OCCIPITO-ILIUM DROITE DE M. MOREAU, ETC.

Rapports du fœtus. — Tout ce que nous avons dit de la position précédente par rapport aux deux positions occipito-antérieure et postérieure gauches, s'applique exactement à celle-ci, eu égard aux deux positions occipito-antérieure et postérieure ou diagonales droites, c'est-à-dire que l'occiput et le plan dorsal sont directement à droite, au lieu d'être inclinés en avant ou en arrière; par cela même, le front et le plan abdominal sont directement à gauche, etc., ou, si on aime mieux, les rapports des diamètres du fœtus avec ceux

7.

du bassin de la mère, sont exactement les mêmes que dans la première directe transversale ou occipito-ilium gauche, avec cette différence seulement que leurs extrémités ont changé de place : qu'ainsi, le plan antérieur a pris la place du plan postérieur; le plan latéral gauche, celle du plan latéral droit, etc.

Quant à ce qui se passe par le mouvement de flexion dans les rapports des diamètres de la tête et des fontanelles, voir la première diagonale, puisque les changements sont toujours les mêmes.

DIAGNOSTIC. — On reconnaît cette deuxième position directe : 1° A ce que la suture sagittale est dirigée transversalement, c'est-à-dire parallèlement au diamètre bisiliaque, tandis que la transversale antérieure représente le diamètre antéro-postérieur ou sacro-pubien du bassin de la femme; mais, de telle sorte, que la fontanelle antérieure ou quadrangulaire est directement à gauche.

MÉCANISME. — Il est absolument le même que dans l'occipito-cotyloïdienne droite, seulement le mouvement de rotation que la tête exécute pour que l'occiput se porte sous l'arcade pubienne est un peu plus étendu que dans cette dernière.

Troisième position directe ou occipito-pubienne. — TROISIÈME POSITION DE BAUDELOCQUE, GARDIEN, FLAMANT, ETC. — TROISIÈME POSITION DE M. MOREAU. — TROISIÈME VARIÉTÉ DE LA POSITION ANTÉRIEURE DE M. VELPEAU.

RAPPORTS DU FŒTUS. — L'occiput est derrière la symphyse pubienne et le front au devant de l'angle sacro-vertébral. Le plan latéral gauche est directement à gauche ; par cela même le point latéral droit est au point opposé. Les pieds et les fesses sont au fond de l'utérus et un peu inclinés en arrière. Le diamètre occipito-frontal est confondu avec le sacro-pubien du bassin, par cela même le bipariétal est parallèle au transversal ou bis-iliaque. L'occipito-mentonnier est oblique à l'axe, de sorte que le menton est situé entre cette ligne et le promontoire des accoucheurs.

Après la flexion, les diamètres de la tête et les fontanelles éprouvent les mêmes changements que dans la position occipito-cotyloïdienne gauche (Voir cette dernière).

Diagnostic. — On reconnaît cette position : 1° A ce que la fontanelle antérieure ou quadrangulaire est directement en arrière et la postérieure ou triangulaire directement en avant; 2° à ce que la suture sagittale est située directement d'avant en arrière, c'est-à-dire parallèlement au diamètre sacro-pubien, tandis que la transversale antérieure est confondue avec le bisiliaque du bassin.

Mécanisme. — Il diffère peu de celui des positions occipito-cotyloïdiennes. En effet, si la tête de l'enfant et le bassin de la mère sont bien conformés, dès le début du travail, le front, qui est convexe, appuyant sur l'angle sacro-vertébral qui présente la même disposition, glisse vers l'une des symphyses sacro-iliaques, et la position se trouve transformée en une occipito-cotyloïdienne gauche ou droite, suivant que la tête s'est placée dans la direction du diamètre diagonal gauche ou droit du détroit supérieur.

Si, au contraire, la tête du fœtus est petite, si le bassin est trop grand, s'il est allongé d'avant en arrière par un rétrécissement latéral, ou s'il est simplement rétréci par le développement considérable des muscles psoas, comme cela a lieu quelquefois chez la femme à forte constitution, l'occiput descend derrière la symphyse pubienne pour se placer sous l'arcade du même nom, sans avoir éprouvé de mouvement de rotation. Par cela même, lorsque la tête a franchi la vulve, elle n'a pas de mouvement de restitution.

Toutefois, lors de la rotation des épaules sur les plans inclinés pour arriver en directe antéro-postérieure au détroit inférieur, l'occiput se dirige transversalement à gauche, lorsqu'elles ont traversé le diamètre diagonal droit du détroit supérieur, et directement à droite, lorsqu'elles ont franchi le diagonal gauche.

Le mécanisme de l'accouchement dans une position occipito-pubienne, lorsqu'elle ne se transforme pas en une occipito-cotyloïdienne, ne diffère donc de celui de cette dernière, qu'en ce que la tête n'exécute que deux mouvements, savoir : celui de flexion au détroit supérieur, et celui d'extension au détroit périnéal ; mais pas de rotation dans le bassin ni de restitution au dehors des parties de la femme.

Quatrième position directe ou occipito-sacrale.

QUATRIÈME POSITION DE M. MOREAU. — SIXIÈME POSI-
TION DE BAUDELOCQUE, GARDIEN, FLAMANT, ETC. —TROI-
SIÈME VARIÉTÉ DE LA POSITION OCCIPITO-POSTÉRIEURE
DE M. VELPEAU.

RAPPORTS DU FOETUS. — Cette position étant opposée
à la précédente ou occipito-pubienne, la tête affecte
la même direction et partant les mêmes rapports avec
les diamètres et l'axe du détroit supérieur; seulement
leurs extrémités changent mutuellement de place. Ainsi:
1° l'occiput est au devant de l'angle sacro-vertébral, là
où se trouve le front dans l'occipito-pubienne, et réciproquement le front prend la place de l'occiput derrière
la symphyse pubienne;

2° La bosse pariétale et le plan latéral droits sont
directement à gauche, là où se trouvaient la bosse
pariétal et le plan latéral gauche dans la position précédente; 3° le menton est situé entre la symphyse
pubienne et l'axe du détroit supérieur, au lieu d'être
entre cette ligne et l'angle sacro-vertébral.

Dans cette position, comme dans toutes les autres,
par le mouvement de flexion de la tête : 1° la circonférence et le diamètre occipito-bregmatiques prennent
la place de la circonférence et du diamètre occipito-
frontals; 2° le diamètre occipito-mentonnier devient
parallèle à l'axe, d'oblique qu'il était auparavant; 3° la
fontanelle antérieure remonte avec le front et le menton,
tandis que la postérieure descend avec l'occiput, pour
devenir accessible à son tour.

DIAGNOSTIC. — On reconnaît cette position : 1° à ce que la fontanelle antérieure ou quadrangulaire est située directement en avant et la postérieure ou triangulaire directement en arrière ; 2° à ce que la suture sagittale est dirigée directement d'avant en arrière, c'est-à-dire parallèlement au diamètre antéro-postérieur ou sacro-pubien, tandis que la transversale antérieure représente le diamètre bisiliaque du bassin de la femme.

MÉCANISME. —Dans cette position, l'angle sacro-vertébral et l'occiput étant convexes, celui-ci glisse à droite ou à gauche vers l'une des symphyses sacro-iliaques, c'est-à-dire qu'il se fait une conversion en une position diagonale postérieure, et les choses se passent comme dans cette dernière. Quelquefois pourtant, l'occiput descend directement au devant du sacrum, pour venir gagner la commissure postérieure et alors de même que le mécanisme de l'accouchement dans l'occipito-pubienne ressemble à celui des positions occipito-cotyloïdiennes, moins les mouvements de rotation dans l'excavation du bassin et de restitution au dehors des parties de la femme ; de même le mécanisme de la position occipito-sacrale est semblable à celui des positions occipito-sacro-iliaques droite et gauche qui ne se transforment pas en antérieures correspondantes, moins ces mêmes mouvements de rotation et de restitution. Nous nous dispenserons donc d'entrer dans des détails pour ne pas être inutilement prolixe. (Voir le mécanisme de ces dernières.)

Si maintenant nous résumons tout ce que nous venons de dire sur le mécanisme de l'accouchement dans les diverses positions de la présentation du sommet de la tête, nous pourrons en tirer les corollaires suivants :

1° Quelque soit le nombre de positions que l'on admette, ou, si on aime mieux, quelques soient les rapports que l'occiput affecte avec le pourtour du cercle pelvien, la tête vient toujours se placer directement ou à peu près directement dans le sens antéro-postérieur au détroit inférieur, parce que l'occiput roule en avant pour venir gagner l'arcade pubienne *(cas ordinaire)*, ou en arrière vers la concavité du sacrum *(cas exceptionnel)* ;

2° Dans toutes les positions occipito-latérales, l'occiput roule en avant *(de gauche à droite* pour les *latérales* gauches, *et de droite* à gauche pour les *latérales droites)* vers l'arcade des pubis ; parce que les occipito-transversale et oblique postérieure du même côté se transforment en occipito-cotyloïdienne correspondante ;

3° Dans les positions occipito-postérieures ou sacro-iliaques, le tronc participe au mouvement de rotation très-étendu que la tête exécute pour permettre à l'occiput d'aller de l'une des symphyses sacro- iliaques, sous la symphyse pubienne ;

4° Dans certains cas, cette transmutation d'oblique

postérieure en oblique antérieure correspoudante ne s'opère pas, et alors l'occiput se porte en arrière dans la concavité du sacrum pour se dégager à la commissure postérieure, tandis que le front glisse sur un des plans inclinés antérieurs vers l'arcade des pubis , ce qui rend l'accouchement difficile, sinon impossible ;

5° Le mécanisme de l'accouchement dans les position directes antéro-postérieures ou occipito et fronto-pubiennes, est le même, moins les mouvements de rotation et de restitution, que dans les obliques antérieures et postérieures ; c'est-à-dire que dans l'occipito-pubienne il ressemble à celui des occipito-cotyloïdiennes, et dans la fronto-pubienne ou occipito-sacrale, il ressemble à celui des occipito-sacro-iliaques ;

6° Dans toute position, le mouvement des épaules est opposé à celui de la tête, c'est-à-dire que si l'occiput roule en avant et de gauche à droite, vers l'arcade pubienne, l'épaule qui est en avant et à droite marche de droite à gauche vers ce même point ;

7° Ce mouvement des épaules est le même dans les deux positions diagonales occipito - antérieure gauche et postérieure droite (*première et troisième diagonales*), mais opposé à celui qu'elles exécutent dans les deux positions diagonales occipito-antérieure droite et postérieure gauche (*deuxième et quatrième diagonales*) ;

8° Dans toutes les positions occipito-latérales gauches, après que la tête a franchi la vulve, l'occiput se dirige vers la partie interne de la cuisse gauche de la femme, d'abord obliquement en avant, puis transversalement à gauche, s'il s'est dégagé à la commissure antérieure, obliquement et en arrière, puis transversalement à gauche, s'il est sorti par la postérieure;

9° Lorsque l'occiput, le front et l'une des épaules sont arrivés sous l'arcade pubienne, ils apparaissent les premières au moment où la vulve commence à s'entr'ouvrir; mais ils se dégagent les derniers parce qu'ils remontent derrière les parties molles au devant de la symphyse des pubis, tandis que les parties opposées franchissent la commissure postérieure;

10° Dans toutes les positions de la présentation du sommet de la tête, avant le mouvement de flexion du menton sur la poitrine, la fontanelle antérieure ou quadrangulaire est accessible au toucher vaginal lorsque ce mouvement s'est opéré, cette dernière a remonté avec le front et le menton, et la postérieure ou triangulaire a plongé dans l'excavation avec l'occiput, et elle est devenue accessible à son tour, si elle ne l'était pas auparavant.

REMARQUES SUR LE DÉGAGEMENT DE LA TÊTE DANS LA POSITION DU SOMMET :

1° Dans certains cas, la tête se dégage sans avoir éprouvé un mouvement de rotation, c'est-à-dire qu'elle traverse obliquement ou transversalement le détroit périnéal. Ceci tient ordinairement, soit à un défaut de courbure du sacrum, soit à un aplatissemeut antéropostérieur du bassin;

2º Il arrive quelquefois qu'après le dégagement de la tête dans les positions occipito-latérales gauches, l'occiput se dirige vers la partie interne de la cuisse droite, au lieu de reprendre les rapports qu'elle affectait avec les parties de la mère, avant d'avoir traversé le détroit abdominal ; et réciproquement dans les positions occipito-latérales droites, il se porte vers la cuisse gauche, au lieu de se diriger vers celle du côté droit.

Nous ne saurions passer outre sans recommander aux élèves qui veulent bien saisir le mécanisme de l'accouchement naturel, de s'exercer à le simuler sur un mannequin. Sans cet exercice, ils ne pourraient s'en faire une idée exacte. A ce sujet, nous ferons remarquer qu'en général, on ne sait pas étudier la partie mécanique de l'obstétrique ; en effet, quand on se livre à l'étude des manœuvres, on a la mauvaise habitude de lire un plus ou moins grand nombre de phrases, avant de regarder le mannequin pour chercher à simuler ce qu'elles expriment. En procédant ainsi, il est impossible que la mémoire ne fasse pas défaut; et comment simuler alors ce qu'on ne se rappelle plus? On recommence à plusieurs reprises la même chose avant de pouvoir la saisir ; quelquefois même on y renonce après avoir perdu beaucoup de temps. Cette manière d'étudier est donc défectueuse.

Voici la marche à suivre pour étudier promptement et avec fruit : le fœtus en main et le livre ouvert à côté du mannequin, on lit attentivement la première phrase d'une description et l'on cherche à simuler sur ce dernier ce qu'elle exprime avant de lire la seconde; une fois comprise, on se comporte pour celle-ci comme pour la première, avant de lire la troisième et ainsi de suite jusqu'à la dernière, c'est-à-dire que l'on étudie chaque phrase isolément. Mais quand on en a travaillé et compris de huit à dix au plus, on a soin de les répéter ensemble jusqu'à ce qu'on parvienne à le faire sans avoir besoin de regarder dans le livre. Cela fait, on étudie de la même manière les huit à dix phrases qui suivent pour les répéter ensuite avec les précédentes, et on procède de la sorte jusqu'à ce qu'on arrive à pouvoir répéter de tête, tout entière la description du mécanisme de la position que l'on étudie.

IIe ESPÈCE. — PRÉSENTATION DE LA FACE.

Fréquence. — La présentation de la face, sans être trop rare, n'est pourtant pas très-commune, puisque sur le relevé de quatre-vingt-deux mille cent soixante-quatre accouchements par l'extrémité céphalique que nous avons déjà noté, et qui se trouve consigné dans l'ouvrage de M. Moreau, trois cent cinquante-deux seulement auraient eu lieu par la face.

Pronostic. — Jusqu'en ces derniers temps, ce genre d'accouchement a été regardé comme impossible par les seules forces de la nature, à moins que la tête de l'enfant ne fut trop petite, ou le bassin de la mère trop grand. Aussi les uns conseillaient-ils de réduire

une position de la face en une position correspondante du sommet de la tête, et si les tentatives
venaient à échouer, de terminer l'accouchement par
la version; les autres voulaient qu'on eut recours de
prime abord à ce dernier moyen. Telles étaient les
idées sur ce point, lorsqu'en 1821, la sage-femme en
chef de la Maternité de Paris, Mme Lachapelle, vint
établir en principe que les accouchements par la face
sont presque aussi faciles et aussi naturels que ceux
qui se font par le sommet, et affirma que, sur soixante-
douze cas de ce genre, quarante-deux s'étaient termi-
nés sans danger pour la mère ni pour l'enfant. Depuis
lors, MM. Désormeaux, Chevreuil, Moreau, Velpeau,
Paul Dubois; en un mot, la pluralité des accoucheurs
actuels se sont rangés à cette opinion, et ils conseillent de livrer l'accouchement dans la présentation
de la face, aux soins de la nature, si rien ne vient en
troubler la marche. Toutefois, quoique dans l'état actuel de la science, ce genre d'accouchement soit rangé
parmi les accouchements spontanés, et que l'on doive,
le cas échéant, se comporter comme si l'on avait affaire
à une présentation du sommet de la tête, nous
croyons devoir faire remarquer que l'accouchement
est loin d'être aussi facile dans le premier cas que
dans le second. En effet, dans la présentation qui nous
occupe : 1° l'impulsion que la matrice imprime au
tronc du fœtus n'est transmise qu'indirectement au
menton qui doit sortir le premier sous l'arcade des pu-

bis, ce qui rend les contractions utérines moins efficaces ; 2° la région antérieure du col étant fortement tiraillée par le renversement de l'occiput en arrière, et pressée contre les parois du bassin, la circulation se trouve plus ou moins gênée dans les veines jugulaires, d'où la tuméfaction et la couleur violacée de la face lorsque l'enfant vient au monde.

Dans la présentation du sommet de la tête, au contraire : 1° ce dernier inconvénient n'a pas lieu, et 2° les efforts de l'utérus portent directement sur l'occiput qui doit sortir le premier.

Diagnostic.—Si, par le toucher vaginal on promène le doigt sur la partie qui se présente, on reconnaît la face à une tumeur en partie dure et en partie mollasse, occupant le détroit supérieur et caractérisée par :

1° Les arcades orbitaires ;

2° Les globes oculaires ;

3° Le nez dont la base est percée de deux orifices, qui sont les narines ;

4° L'ouverture de la bouche ou fente transversale, en arrière de laquelle se trouvent les arcades alvéolaires et la langue ;

5° Enfin, le menton et la base de la mâchoire inférieure.

Voilà des signes plus que suffisants pour établir l'existence d'une présentation de la face, pourvu, néanmoins, qu'on pratique le toucher de bonne heure et surtout immédiatement après la rupture des membranes, car si l'on s'y prend trop tard, c'est-à-dire quand les eaux se sont écoulées depuis long-temps, par cela même lorsque la face a eu le temps de s'engorger, de se tuméfier, le diagnostic devient très-difficile , quelquefois même impossible, puisque, dans des cas de ce genre, les praticiens les plus habiles se sont trompés.

Classification des positions de la face. — Nous dirons tout d'abord que, pas plus que pour les positions du sommet de la tête, les auteurs n'ont été d'accord sur le nombre des positions de la face, et sur la manière de les classer. On peut s'en faire une idée par ce qui va suivre, ainsi :

A. Baudelocque admet quatre positions directes, dont deux antéro-postérieures et deux transversales; c'est-à-dire que, dans les deux premières, la face présente sa longueur parallèlement au diamètre sacro-pubien, et dans les deux dernières parallèlement au diamètre bisiliaque du bassin de la mère.

1re position. — Fronto-pubienne *(mento-sacrale)* ;

2e id.   Fronto-sacrale *(mento-pubienne)* ;

3e id.   Fronto-ilium gauche *(mento-ilium droite)* ;

4e id.   Fronto-ilium droite *(mento-ilium gauche)*.

Nous nous permettrons de faire remarquer en passant que l'auteur ne suit plus la même classification que pour les positions du sommet, et que, non-seulement il n'admet plus le même nombre, mais encore, pour être un peu moins méthodique, il en intervertit l'ordre ; qu'ainsi la première de la face, ou *fronto-pu-bienne* de cet auteur, correspond à sa troisième du sommet ou occipito-pubienne ; la deuxième de la face ou *fronto-sacrale* représente sa sixième du sommet ou occipito-sacrale ; sa troisième de la face ou *fronto-ilium gauche* comprend ses première et cinquième du sommet ou occipito-cotyloïdienne et occipito-sacro-iliaque gauches ; sa quatrième de la face ou fronto-ilium droit renferme ses deuxième et troisième du sommet ou occipito-cotyloïdienne et occipito-sacro-iliaque droites.

B. Desormeaux, Dubois père, Mme Lachapelle, donnent cette même division.

C. Gardien, qui adopte la classification de Baudelocque pour les positions du sommet, suit encore cet auteur dans la présentation de la face, quant au nombre des positions, c'est-à-dire qu'il en compte quatre comme lui ; mais il ne les place plus de la même manière : ainsi sa première est une *troisième*; sa deuxième une *quatrième*; sa troisième une *première*, et sa quatrième une *deuxième* de Baudelocque, savoir :

1re position. — Fronto-ilium gauche (*mento-ilium droite*) ;

2e — Fronto-ilium droite (*mento-ilium gauche*);

3e — Fronto-pubienne (*mento-sacrale*).

4e — Fronto-sacrale (*mento-pubienne*).

D. Maygrier et Flamant adoptent la classification de Gardien.

Mme Boivin compte également quatre positions, mais sa première correspond à la *deuxième,* sa deuxième à la *première,* sa troisième à la *quatrième* et sa quatrième à la *troisième* de Gardien, savoir :

1re position. — Mento-ilium gauche (*fronto-ilium droit*) ;

2e id.   Mento - ilium droit (*fronto-ilium gauche*) ;

3e id.   Mento-pubienne (*fronto-sacrale*);

4e id.   Mento-sacrale (*fronto-pubienno*).

E. M. Velpeau n'admet qu'une seule position ou mento-pubienne au détroit inférieur; mais il a soin d'en compter quatre au détroit supérieur, dont les deux premiers sont les mêmes que celles de Mme Boivin, et les deux dernières ressemblent à celles de Gardien, avec cette différence seulement qu'il dit mento-ilium droite pour la première au lieu de dire *fronto-ilium gauche* comme ce dernier auteur, et ainsi de suite, savoir :

1re position. — Mento - ilium droite (*fronto-ilium gauche*);

2e id.   Mento-ilium gauche (*fronto-ilium droite*);

3e id.   Mento-pubienne (*fronto-sacrale*) ;

4e id.   Mento-sacrale (*fronto-pubienne*).

F. M. Capuron, qui se montre plus méthodique que les autres auteurs, suit, pour les positions de la face, la même classification que pour celles du sommet de la tête, et, comme il l'a fait du reste pour toutes les autres présentations, c'est-à-dire qu'il ne compte que les quatre positions diagonales, savoir :

1re position. — Fronto-cotyloïdienne gauche (*mento-sacro-iliaque droite*);

2e id. Fronto-cotyloïdienne droite (*mento-sacro-iliaque gauche*);

3e — Fronto-sacro-iliaque droite (*mento-cotyloïdienne gauche*) ;

4e — Fronto-sacro-iliaque gauche (*mento-cotyloïdienne droite*).

G. Enfin Dugès, MM. Paul Dubois, Moreau, etc., ne comptent, pour la présentation de la face, que deux positions latérales, savoir :

1re position. — Mento-ilium droite (*fronto-ilium gauche*) ;

2e id. Mento-ilium gauche (*fronto-ilium droite*).

Dans la première, le menton peut correspondre à un point quelconque de la moitié latérale droite du cercle pelvien supérieur; par cela même, elle renferme toutes les positions fronto-latérales gauches.

Dans la seconde, le menton occupe un point quelconque de la moitié gauche du bassin; par cela même, elle comprend toutes les positions fronto-latérales droites.

En résumant tout ce qui précède sur les diverses classifications des positions de la face, nous dirons : 1° que la majeure partie des auteurs admet quatre positions, dont deux latérales et deux antérieures, et jamais plus; mais qu'ils sont loin d'être d'accord sur la manière de les classer : qu'ainsi la première de tel accoucheur correspond souvent à la deuxième et à la troisième de tel autre, etc.; 2° que les uns seulement, comme MM. Dugès, Moreau et Paul Dubois, n'en comptent que deux latérales : mento-ilium droite et mento-ilium gauche.

Quant à nous, nous pensons que, pour l'explication du mécanisme de l'accouchement, toutes les positions de la face doivent se réduire aux deux latérales. Toutefois, pour être conséquent avec ce que nous avons dit au commencement de cet ouvrage, nous les passerons toutes en revue, sans adopter telle classification plutôt que telle autre.

Première position de la face, fronto-ilium gauche ou mento-ilium droite. — TROISIÈME POSITION DE BAUDELOCQUE, DUBOIS PÈRE, Mme LACHAPELLE. — PREMIÈRE POSITION DE MM. GARDIEN, MAYGRIER, FLAMANT, DUGÈS, VELPEAU, MOREAU, PAUL DUBOIS, ETC. DEUXIÈME POSITION DE Mme BOIVIN.

RAPPORTS DU FŒTUS AVEC LES PARTIES DE LA FEMME. — Dans la position de la face fronto-latérale gauche (mento-ilium droite) qui est évidemment une déviation d'une des positions occipito-cotyloïdienne, occipito-sacro-iliaque, occipito-ilium transversale gauches, et partant la plus fréquente, les rapports du tronc de l'enfant avec es parties de la mère sont absolument les mêmes que
l

dans ces dernières. Ainsi le plan postérieur est à gauche, par cela même le plan antérieur est au point opposé, c'est-à-dire à droite ; le plan latéral gauche est en arrière ; partant, le plan latéral droit est en avant ; enfin, la tête étant en bas, il est évident que les pieds et les fesses sont en haut, au fond de la matrice. Mais les rapports de la tête avec le détroit supérieur sont changés.

En effet, 1° par le renversement de la tête en arrière, le front a pris la place de l'occiput à gauche et le menton a pris celle du front à droite du bassin ;

2° Par cela même, le diamètre fronto-mentonnier est parallèle à l'un des diamètres obliques ou au transversal du bassin, suivant que la tête est située obliquement ou transversalement.

3° Le bipariétal est confondu avec le diamètre oblique opposé ou avec le sacro-pubien.

REMARQUE. — La face ne pouvant se présenter la première à l'orifice de la matrice sans que l'occiput soit renversé sur la nuque, c'est-à-dire sans que la tête soit portée dans l'extension, il est évident que cette dernière ne saurait traverser le détroit supérieur sans une exagération de ce mouvement. Aussi, dès que le travail est commencé, le diamètre occipito-mentonnier tend à prendre la place de l'occipito-bregmatique ou de l'occipito-frontal et par cela même à devenir parallèle à l'axe du détroit abdominal.

Le diamètre bipariétal ne change pas par l'extension,

puisqu'il fait l'office d'un axe autour duquel la tête tourne pour exécuter ce mouvement.

Diagnostic. — On reconnaît la première position de la face : 1° A ce que le nez est dirigé transversalement ou diagonalement ; mais de manière à ce que : 2° la base de cette éminence pyramidale (*caractérisée par les narines*), la bouche et le menton regardent à droite du bassin, tandis que les cavités orbitaires et le front sont tournés du côté gauche.

Mécanisme. — Toutes les fois que le menton correspond à un point quelconque de la moitié droite du bassin, qu'il soit dirigé *obliquement* en arrière, *obliquement* en avant ou *transversalement* à droite, l'accouchement se termine de la même manière, c'est-à-dire que le menton se porte toujours en avant et de droite à gauche sous l'arcade pubienne pour franchir le premier le cercle pelvien inférieur. Seulement, dans la mento-sacro-iliaque postérieure (*qui est une déviation de l'occi-pito-cotyloïdienne gauche du sommet*) le tronc participe au mouvement très-étendu de rotation que le menton exécute pour aller de la symphyse sacro-iliaque droite au-dessous de la symphyse des pubis ; car la torsion du col ne pourrait être portée assez loin pour permettre une rotation aussi considérable, sans que la moelle épinière fut tordue ou déchirée, et par cela même la vie de l'enfant compromise.

En un mot, il arrive ici ce qui se passe dans une occi-pito-postérieure droite du sommet, quand elle se transforme en occipito-antérieure correspondante ou occipito-cotyloïdienne droite. Ainsi, la matrice, se contractant, force la face de descendre dans l'excavation du bassin, mais bientôt, comme la brièveté du col ne permettrait pas au menton de se porter vers la concavité du sacrum et à plus forte raison de parcourir la courbure sacro-périnéale pour arriver à la commissure postérieure, sans entraîner le haut du thorax au-dessous du détroit supérieur, par cela même sans placer le diamètre perpendiculaire de la tête prolongé jusqu'à la face antérieure du sternum, à la place du diamètre fronto-mentonnier (*ce qui rendrait l'accouchement impossible*). Le menton et le devant du col, qui trouvent du vide du côté des pubis, glissent d'arrière en avant et de droite à gauche, pour venir se placer sous l'arcade pubienne, pendant que le front et le bregma roulent en sens inverse vers le sacrum. Par ce mécanisme, la face arrive au détroit périnéal et affecte avec cet orifice les rapports suivants :

1° Le menton est sous la symphyse des pubis et plus ou moins rapproché du centre de la vulve, tandis que l'occiput regarde le promontoire des accoucheurs ou bien la première pièce du sacrum;

2° Par cela même, le diamètre occipito-mentonnier représente à peu près l'axe du détroit inférieur.

3° Le diamètre fronto-mentonnier est parallèle au coccy-pubien du bassin, tandis que le bipariétal est confondu avec le bisciatique. Cependant, la région hyoïdienne appuyant contre la partie inférieure de la symphyse pubienne et les forces expultrices portant par l'intermédiaire du tronc de l'enfant directement sur l'occiput, force ce dernier à s'éloigner de la nuque et à descendre d'arrière en avant vers la vulve, c'est-à-dire que, sous l'influence des contradictions utérines, la tête exécute un mouvement de flexion en vertu duquel le menton, traverse le détroit périnéal et remonte au devant de la symphyse des pubis, tandis que la face, le front, la fontanelle antérieure, la suture sagittale et l'occiput se dégagent successivement à la commissure postérieure.

Une fois que la tête est hors des parties de la femme, le menton obéissant à l'action du col qui avait été tordu, se porte obliquement en avant et à droite (*restitution*) et bientôt transversalement à droite sous l'influence de la rotation des épaules, tandis que le front et l'occiput se portent vers le point opposé, c'est-à-dire vers la partie interne de la cuisse gauche, comme dans une occipito- postérieure gauche du sommet; et le reste de l'accouchement, c'est-à-dire l'expulsion du tronc, se fait d'après le même mécanisme que dans cette dernière.

En effet, que la tête sorte par son *extrémité mentonnière* ou par son *extrémité occipitale*, cela ne peut rien changer ni dans le volume du tronc, ni dans ses rapports avec le bassin de la femme; et, par cela même, ne saurait modifier le mécanisme de l'accouchement pour l'expulsion du tronc.

PARALLÈLE ENTRE LE MÉCANISME DE L'EXPULSION DE LA TÊTE DANS LA PRÉSENTATION DE LA FACE, ET LE MÉCANISME DE SON EXPULSION DANS LA PRÉSENTATION DU SOMMET. — Nous dirons tout d'abord que, dans l'une comme dans l'autre présentation, la tête exécute quatre mouvements dont trois dans les parties de la femme (*flexion, rotation, extension*) et le quatrième au dehors (*restitution*) ; mais :

1° ainsi que nous l'avons déjà vu, c'est au détroit supérieur que la tête *exécute sa flexion*, et au détroit inférieur *son extension* dans la présentation du sommet, tandis que, dans la présentation de la face, les choses sont renversées, c'est-à-dire que c'est par le mouvement *d'extension* que la tête franchit le cercle pelvien supérieur, et par celui de *flexion* qu'elle s'échappe du détroit périnéal ;

2° Que dans la présentation du sommet, c'est *l'occiput* qui, par le mouvement de rotation que la tête exécute dans l'excavation du bassin, vient se placer sous l'arcade des pubis et par cela même franchit le premier le détroit inférieur ; tandis que dans la présentation de la face les choses sont encore renversées, c'est-à-dire que c'est le *menton* qui, par ce même mouvement de la tête, se porte sous l'arcade pubienne pour franchir le premier ce même orifice.

Deuxième position de la face ou fronto-ilium droite (mento-ilium gauche). — QUATRIÈME POSITION DE BAUDELOCQUE, DUBOIS PÈRE, Mme LACHAPELLE, ETC. — DEUXIÈME POSITION DE GARDIEN, MAYGRIER, FLAMANT, DUGÈS, MM. VELPEAU, MOREAU, PAUL DUBOIS. — PREMIÈRE POSITION DE Mme BOIVIN.

RAPPORTS DU FŒTUS AVEC LES PARTIES DE LA FEMME. — Cette position étant une déviation de l'une des positions occipito-cotyloïdienne, occipito-sacro-iliaque et occipito-ilium transversale droites du sommet de la tête, les rapports du tronc de l'enfant avec les parties de la mère sont absolument les mêmes que dans ces dernières. Ainsi, le plan dorsal est à droite ; par cela même le plan antérieur est au point opposé, c'est-à-dire à gauche ; le plan latéral droit est en arrière, partant, le plan latéral gauche est en avant ; la face étant à l'orifice de la matrice, il est évident que les pieds et les fesses sont au fond de cet organe et un peu inclinés à gauche.

Mais les rapports de la tête ne sont plus les mêmes que dans la présentation du sommet. En effet, par le renversement de la tête sur la nuque : 1° le front a pris à droite la place de l'occiput et le menton occupe à gauche celle du front ; 2° par cela même, le diamètre fronto-mentonnier a pris la place de l'occipito-frontal, et il est devenu parallèle à l'un des diamètres obliques ou au transversal du bassin ; 3° le bipariétal est confondu avec le diamètre oblique opposé ou avec le sacro-pubien ; 4° l'occipito-bregmatique ou bien l'occipito-frontal représentent l'axe du détroit supérieur.

En d'autres termes, nous dirons pour la position fronto-latérale droite de la face, eu égard à la fronto-latérale gauche, ce que nous avons dit pour l'occipito-latérale droite du sommet, eu égard à l'occipito-latérale gauche ; c'est-à-dire que, dans la deuxième, les rapports généraux sont les mêmes que dans la première position; seulement, les extrémités des diamètres de l'enfant ont mutuellement changé de place. Ainsi : 1° ce qui était à droite pour la première, se place à gauche pour la seconde; 2° ce qui était en arrière se place en avant et *vice versâ*.

Du reste, ici, comme dans la première, par l'exagération de l'extension de la tête pour franchir le détroit abdominal, le diamètre occipito-mentonnier tend à devenir parallèle à l'axe de cet orifice, mais le bipariétal ne change pas de rapports, puisqu'il fait l'office d'un axe autour duquel la tête continue son mouvement d'extension pour descendre dans l'excavation du bassin.

Diagnostic. — On reconnaît la deuxième position de la face : 1° à ce que le nez est dirigé diagonalement ou transversalement, mais de telle sorte que la base de cette éminence pyramidale, les narines, la bouche et le menton sont à gauche, tandis que le front et les cavités orbitaires sont à droite du bassin.

Mécanisme. — Comme il est le même que celui de la position précédente ou fronto-ilium gauche, nous

nous dispenserons de le décrire, puisque nous serions obligé de répéter la même chose ; seulement, nous ferons remarquer que les mouvements que la tête exécute de droite à gauche dans la première, se passent de gauche à droite dans celle-ci, et réciproquement ceux qui ont lieu de gauche à droite pour la position fronto-latérale gauche, s'exécutent de droite à gauche pour la fronto-latérale droite.

Ainsi, dans la position qui nous occupe : 1° le menton roule en avant et de gauche à droite vers l'arcade pubienne, tandis que le front et le bregma se portent en arrière et de droite à gauche vers le sacrum ; le contraire a lieu dans la première position ou fronto-latérale gauche, c'est-à-dire mento-iliaque droite ; 2° arrivée au détroit inférieur, la tête affecte les mêmes rapports, se dégage de la même manière et d'après le même mécanisme que dans la première position ; seulement, une fois qu'elle est libre hors des parties de la femme, le menton se dirige d'abord en avant et à gauche, puis, transversalement à gauche ; par cela même le front et l'occiput se portent vers le point opposé, c'est-à-dire vers la partie interne de la cuisse droite ; le contraire a lieu pour la position fronto-latérale gauche ou première de la face.

Lorsque les choses en sont là, c'est-à-dire quand la tête est dégagée, l'accouchement se termine comme dans une des positions occipito-latérales droites du sommet. (Voir le mécanisme de celles-ci.)

Troisième position de la face ou fronto-pubienne (mento-sacrale). — PREMIÈRE POSITION DE BAUDELOCQUE, DESORMEAUX, DUBOIS PÈRE, Mme LACHAPELLE. — TROISIÈME POSITION DE GARDIEN, MAYGRIER, FLAMANT. — QUATRIÈME POSITION DE M. VELPEAU ET Mme BOIVIN.

Cette position étant évidemment une déviation de la position occipito-pubienne du sommet de la tête, est peu commune, puisque cette dernière est elle-même très-rare, et en supposant que la face affecte cette direction antéro-postérieure avant la manifestation du travail, elle ne la conserve pas long-temps, une fois que celui-ci est commencé. En effet, il arrive des deux choses l'une, ou bien : 1° sous l'influence des contractions utérines, la face se place diagonalement ou transversalement, et alors l'accouchement se termine comme si la position avait été primitivement une fronto-latérale gauche ou droite *(mento droite ou gauche)*. Voir le mécanisme de celle-ci ; ou bien : 2° si la tête reste long-temps dans cette direction, le menton arc-boutant contre l'angle sacro-vertébral, l'impulsion de la matrice force l'occiput à basculer, par cela même à s'abaisser vers le centre du bassin, c'est-à-dire que la tête se redresse pour se placer en troisième position ou occipito-pubienne du sommet, et alors l'accouchement se termine comme dans celle-ci.

Pronostic. — C'est la plus fâcheuse de toutes les positions de la face.

Quatrième position de la face ou fronto-sacrale (mento-pubienne). — DEUXIÈME POSITION DE BAUDE-LOCQUE, DESORMEAUX, DUBOIS PÈRE, Mme LACHAPELLE. — QUATRIÈME POSITION DE GARDIEN, MAYGRIER, FLAMANT, ETC. — TROISIÈME POSITION DE M. VELPEAU ET Mme BOIVIN.

Cette position étant bien évidemment une déviation de la position occipito-sacrale du sommet de la tête, est et doit être plus rare que la précédente, quoique Baudelocque et Desormeaux l'aient regardée comme l'une des plus communes, puisqu'ils en font une deuxième position. Mais en supposant encore, comme dans la précédente, que la face se présente de cette maniè-re au début du travail, sous l'influence des contractions utérines, le front glisse sur l'angle sacro-vertébral et la position se transforme en une diagonale ou en une transversale *droite* ou *gauche*. Dans le cas contraire, la face descend dans cette direction, et l'accouchement se termine comme dans une position fronto-latérale droite ou gauche, moins les mouvements de *rotation* dans le bassin et de *restitution* au dehors.

IIIe ESPÈCE. — PRÉSENTATION DE L'OCCIPUT ou partie postérieure de la tête.

Dans la présentation de l'occiput, qui est une dévia-tion de celle du sommet ou vertex, celui-ci a pris la place du front, et la nuque celle de l'occiput, de telle sorte que c'est la partie postérieure de la tête et supérieure du col qui occupe l'orifice de la matrice.

DIAGNOSTIC. — On reconnaît cette présentation à une

tumeur solide, résistante et caractérisée par : 1° la fontanelle postérieure ou triangulaire ;

2° La suture lambdoïde ou transversale postérieure ;

3° Les deux angles de la mâchoire inférieure ;

4° Enfin la saillie des tubercules épineux des vertèbres cervicales.

CLASSIFICATION DES POSITIONS DE L'OCCIPUT.

Nous serons bref sur ce point, attendu que la majeure partie des accoucheurs actuels, rattachant cette présentation irrégulière à une présentation franche du sommet, ne parlent pas des divers rapports qu'elle peut affecter avec le pourtour du cercle pelvien supérieur.

Baudelocque a admis quatre positions dans la présentation de la partie postérieure de la tête, savoir :

1re position. — Nuco-pubienne (*syncipito-sacrale*);

2e id.   Nuco-sacrale (*syncipito-pubienne*);

3e id.   Nuco-latérale droite (*syncipito*. Latérale gauche);

4e id.   Nuco-latérale gauche (*syncipito*. Latérale droite).

Dans la première, la nuque appuie contre la symphyse des pubis, et le sommet de la tête est au devant de l'angle sacro-vertébral ; par cela même, le dos de l'enfant est directement en avant de la matrice, et l'abdomen au point opposé ou directement en arrière ; le plan latéral gauche est à gauche, et partant le droit est à droite de l'utérus.

Dans la seconde, les rapports sont inverses.

Dans la troisième, la nuque répond au côté droit du bassin, et le sommet de la tête appuie contre la partie inférieure de la fosse iliaque gauche; par cela même, le dos de l'enfant est à droite de la matrice, et le plan latéral droit en arrière.

Dans la quatrième, les rapports sont inverses à ceux de la troisième.

M. Capuron a admis, comme pour toutes les régions du corps, les quatre positions diagonales, savoir :

1re position. — Nuco-cotyloïdienne gauche (*synci-pito-sacro-iliaque droite*);

2e id. Nuco-cotyloïdienne droite (*syncipi-to-sacro-iliaque gauche*);

3e id. Nuco-sacro-iliaque droite (*syncipito-cotyloïdienne gauche*);

4e id. Nuco-sacro-iliaque gauche (*synci-pito-cotyloïdienne droite*).

MM. Paul Dubois, Moreau, Velpeau, etc., se bornent à dire que la tête peut se présenter par la partie postérieure, mais que cette présentation se rattache à celle du sommet de la tête.

Quant à nous, nous croyons devoir faire observer que, par cela même que la présentation de l'occiput n'est autre chose qu'une déviation de celle du sommet, il est évident que la tête peut et doit en effet se présenter au détroit supérieur d'autant de manières que dans cette dernière présentation; mais que comme pendant le travail, règle générale, la tête se redresse, pour que l'accouchement se termine comme dans une présentation franche du sommet, la classification n'est pas très-importante. Toutefois, comme ce redressement ne s'effectue pas toujours, que d'ailleurs il peut survenir des accidents avant qu'il ne soit opéré, et qu'alors le cas rentre dans le cadre des accouchements artificiels, nous y reviendrons à l'occasion de la manœuvre.

IVe ESPÈCE.— PRÉSENTATION DES COTÉS DE LA TÊTE ou Oreilles droite, gauche.

Cette présentation, qui est rare, est encore une déviation de celle du sommet de la tête, dans laquelle l'un des côtés de cette dernière s'est incliné sur l'une des épaules, pour que le côté opposé se présente à l'orifice de la matrice. En effet, lorsque, par une cause quelconque (et que nous n'avons pas à examiner dans un ouvrage de cette nature), l'oreille droite se relève et vient s'appliquer contre l'épaule correspondante, l'oreille gauche s'abaisse pour occuper l'orifice utérin, *et vice versâ*, quand cette dernière se relève vers l'épaule gauche ; c'est l'oreille droite qui se présente à l'orifice de la matrice. De là, deux présentations secondaires, l'une pour l'*oreille droite* et l'autre pour l'*oreille gauche*.

Les présentations des parties latérales de la tête sont fort rares, puisque, sur un relevé de vingt mille cinq cent dix-sept naissances, on ne les a rencontrées que six fois. Cinq de ces cas appartiennent à l'oreille gauche. (Extrait de l'ouvrage de M. Moreau.)

DIAGNOSTIC. — On reconnaît les parties latérales de la tête à une tumeur solide et assez ronde, occupant l'entrée du bassin et sur laquelle on ne trouve ni fontanelle antérieure, ni postérieure, ni suture sagittale ; mais qui est caractérisée par le pavillon de l'oreille.

CLASSIFICATION. — Baudelocque a admis quatre positions pour les côtés de la tête, savoir :

1re position. — Syncipito-pubienne ;
2e id.   Syncipito-sacrale ;
3e id.   Syncipito-iliaque gauche ;
4e id.   Syncipito-iliaque droite.

Dans la première, le sommet de la tête ou le synciput est au-dessus des pubis, et la base du crâne vers l'angle sacro-vertébral ; mais de telle sorte que la face regarde le bas de la fosse iliaque gauche, si c'est l'oreille droite qui se présente, et le bas de la fosse iliaque opposée, si c'est l'oreille gauche.

Dans la deuxième, les rapports sont inverses à ceux de la première.

Dans la troisième, le sommet de la tête ou synciput correspond à la fosse iliaque gauche et la base du crâne à la fosse iliaque opposée, mais de telle sorte que la face regarde le sacrum, si c'est l'oreille droite qui se présente, et le pubis si c'est une présentation de l'oreille gauche.

Dans la quatrième, les rapports sont inverses à ceux de la troisième.

On reconnaît les diverses positions des côtés de la

tête à la situation du bord postérieur du pavillon de l'oreille qui regarde toujours le point opposé à celui où se trouve la face.

Capuron a admis, comme pour toutes les autres présentations, les quatre positions diagonales, dans lesquelles le sommet de la tête ou synciput correspond à l'une des cavités cotyloïdes et à l'une des symphyses sacro-iliaques, tandis que la base du crâne est au point opposé, savoir :

1re position. — Syncipito-cotyloïdienne gauche ;
2e id. Syncipito-cotyloïdienne droite ;
3e id. Syncipito-sacro-iliaque droite ;
4e id. Syncipito-sacro-iliaque gauche.

M. Moreau n'en admet que trois, dans lesquelles le lobule de l'oreille répond ou au pubis ou à la fosse iliaque droite ou à la fosse iliaque gauche, savoir :

1re position. — Lobulo-pubienne ;
2e id. Lobulo-ilium droite ;
3e id. Lobulo-ilium gauche.

Dans la première position, le lobule de l'oreille et la base du crâne sont derrière les pubis et le sommet de la tête est appliqué contre l'angle sacro-vertébral; mais de telle sorte que la convexité de l'oreille et l'occiput sont dirigés vers le côté gauche du bassin, si c'est l'oreille droite qui se présente, et vers le côté droit si c'est une présentation de l'oreille gauche.

Ajoutons que la face est toujours dirigée vers le point du bassin, opposé à celui où se trouve la convexité de l'oreille.

9.

Dans la deuxième position, le lobule, de l'oreille et la base du crâne sont à droite du bassin, et le sommet de la tête correspond à la fosse iliaque gauche ; mais de telle sorte que le bord postérieur de l'oreille est situé derrière les pubis, si c'est l'oreille droite qui se présente et devant le sacrum, si c'est une présentation de l'oreille gauche.

Dans la troisième position ou lobulo-ilium gauche, les rapports sont inverses à ceux de la deuxième.

MM. Velpeau et Paul Dubois, ne donnent pas de classification pour les positions de la présentation des oreilles ; ils les confondent avec les positions de la présentation du sommet, sous le nom de positions irrégulières du vertex.

Nous ferons, pour la présentation des côtés de la tête, la remarque que nous avons faite en terminant ce que nous avions à dire sur la présentation de l'occiput. (Voir cette présentation).

II° Genre.

PRÉSENTATION DU PELVIS.

La présentation de l'extrémité pelvienne comprend trois variétés de présentations, savoir : celle des pieds, celle des genoux et celle des fesses ; mais ces trois présentations existent-elles réellement avant la rupture des membranes ? Nous répondrons par la négative ; car quand on dit que l'enfant vient au monde par les pieds, ou par les genoux, ou par les fesses, on veut faire comprendre qu'immédiatement après la déchirure de la poche amniostique, les membres abdominaux du fœtus s'allongent tantôt complètement, et alors les pieds sortent les premiers, tantôt incomplètement, c'est-à-dire que les jambes restent appliquées contre les cuisses. Ces dernières s'allongent et alors les genoux sortent les premiers, tantôt enfin les membres se relèvent sur la partie antérieure du tronc, tandis que le siége descend le premier dans l'excavation du bassin et alors l'enfant vient en double, ou par les fesses. Il n'y a donc pas de présentation primitive des pieds ni des genoux ; la présentation seule du siége est primitive.

Pronostic. —Pendant long-temps on a rangé la présentation du pelvis parmi les accouchements contre nature; on sait aujourd'hui que ce genre d'accouchement peut se terminer spontanément. Aussi, tous les accoucheurs actuels conseillent-ils, lorsque l'enfant se présente de cette manière, de laisser la nature agir seule, à moins que des circonstances particulières n'exigent qu'on se comporte autrement.

Toutefois il ne faut pas conclure de là que l'accouchement est aussi facile et aussi naturel que dans une présentation de l'extrémité céphalique; tant s'en faut qu'il en soit ainsi. Sans prétendre avec Hippocrate, parmi les anciens, Delatourette et quelques autres parmi les modernes, que l'accouchement par le pelvis soit toujours dangereux, et qu'on doive tout faire pour ramener la tête en bas, comme ils le conseillent, nous sommes forcés de convenir que cet accouchement est plus lent et plus difficile pour la mère, et plus dangereux pour l'enfant que lorsque la tête sort la première.

Une preuve à l'appui de cette assertion : c'est que, de l'aveu même de tous les accoucheurs, il vient au monde plus d'enfants morts dans la présentation du pelvis que dans celle de la tête. Ainsi, on a évalué que la proportion des morts aux vivants était au moins d'un sur onze, dans le premier cas, et tout au plus d'un sur cinquante, dans le second; du reste, ce qui va suivre nous fera facilement comprendre les causes de cette différence :

1ᵉ Dans la présentation du pelvis, aussitôt après la rupture des membranes, le col utérin n'étant qu'incom-

-plètement bouché par la partie qui se présente, surtout quand les pieds et les genoux sortent les premiers, la totalité des eaux de l'amnios s'écoule, et la matrice revenant sur elle-même, embrasse à nu le corps de l'enfant; d'où la compression du cordon, et pour peu qu'elle se prolonge, la mort en est la conséquence nécessaire. Ajoutons que dans ce genre d'accouchement, c'est la pointe du cône fœtal qui sort la premère, et par cela même l'enfant offrant à l'orifice de la matrice ainsi qu'aux organes génitaux externes ses parties de plus en plus volumineuses, il en résulte la lenteur de l'accouchement d'autant plus grande que le travail est plus avancé, une compression forte et prolongée des viscères abdominaux et thoraciques et le refoulement du sang vers la tête.

Au contraire, dans la présentation de l'extrémité céphalique, après la rupture des membranes, la tête bouchant complètement l'orifice du col utérin, s'oppose à la sortie de l'eau qui se trouve au-dessus d'elle; par cela même le tronc de l'enfant et le cordon ombilical se trouvent protégés contre la pression immédiate des parois utérines, et une fois que la tête est sortie, le reste du corps s'échappe si promptement; que la compression ne peut pas et n'a pas le temps d'avoir lieu. D'ailleurs, en supposant que le corps restât quelque temps à sortir, la tête étant au dehors, la respiration pourrait s'établir.

D'un autre côté, dans cet accouchement, la base du

cône fœtal se présentant la première, l'enfant offre successivement ses parties de moins en moins volumineuses à l'orifice du col utérin et aux organes génitaux externes de la femme ; par cela même on n'a pas à craindre la compression des viscères abdominaux et thoraciques ni le refoulement du sang vers la tête ;

2ᵉ Dans la présentation du pelvis, les parties n'offrant pas une forme assez arrondie, assez régulière, ni assez résistante à l'excavation pelvienne, ne glissent pas facilement sur les parois de cette cavité ; par cela même, elles agissent moins efficacement sur le col utérin pour en opérer la dilatation.

Au contraire, dans la présentation de l'extrémité céphalique, c'est la partie la plus volumineuse, la plus résistante, la plus arrondie, en un mot la mieux disposée pour opérer la dilatation du col, qui sort la première, et une fois qu'elle est au dehors, le reste du corps, ainsi que nous l'avons dit plus haut, sort immédiatement et très-rapidement, puisque le tronc va successivement en diminuant jusqu'à son extrémité podalique (pieds);

3° Dans la présentation du pelvis, la tête n'a pas encore traversé le détroit supérieur, qu'elle est en partie soustraite aux contractions utérines, et elle l'est tout à fait, quand une fois elle a franchi le col de la matrice ; au moment où la nature a besoin de rassembler toutes ses forces, elle perd tous ses avantages.

Au contraire, dans la présentation de l'extrémité céphalique, les contractions de l'utérus agissent sur la tête pendant toute la durée du travail, par l'intermédiaire de la colonne vertébrale qui représente une longue branche de levier, sur laquelle porte l'action de la matrice, lorsque la tête a franchi le col.

Une remarque qui a été faite, à la Maternité de Paris, sur la présentation du pelvis, et qui a également été signalée par M. Velpeau, c'est que cette présentation est plus commune dans les avortements et les grossesses doubles que dans les accouchements à terme et les accouchements simples ou unipares.

De même, que les présentations de la tête, les présentations du pelvis, peuvent être distinguées en franches ou régulières et en déviées ou irrégulières.

Dans les premières, le diamètre occipito-coccygien, qui mesure la longueur de l'ovoïde fœtal, est parallèle à l'axe du détroit supérieur, de telle sorte que les cuisses fléchies sur le ventre, les jambes fléchies sur les cuisses, les fesses et les pieds se présentent ensemble à l'entrée de l'excavation pelvienne.

Dans les deuxièmes, le fœtus est plus ou moins incliné en arrière, en avant, à droite ou à gauche, de façon que c'est la face postérieure du coccyx, le devant des membres abdominaux et les organes sexuels, ou l'une des tubérosités sciatiques qui correspondent au centre du bassin. Mais, hâtons-nous de le dire, ces dernières présentations se réduisent aux premières après la rupture des membranes. Toutefois, dans quelques cas, rares à la vérité, elles se maintiennent pendant long-temps, ralentissent le travail, peuvent même rendre l'accouchement impossible par les seules forces de la nature, et par cela même nécessiter l'intervention de l'art.

CLASSIFICATION.

Le pelvis peut affecter, avec le pourtour du détroit supérieur du bassin de la femme, autant de rapports que la tête elle-même ; d'où les diverses positions admises sur le nombre et la situation desquels les auteurs ont varié, comme pour la tête. Nous dirons plus : c'est que, pour être un peu plus obscurs, ils n'ont pas suivi le même ordre ni la même marche que pour les positions du sommet de la tête.

Ce désaccord nous semble prouver une chose ; c'est qu'au lieu de chercher à savoir combien il est utile d'en étudier pour la pratique, ils se sont évertués à chercher combien il est possible d'en admettre en théorie.

Avant d'exposer les différentes classifications, et afin qu'on puisse les comprendre, nous croyons devoir dire que, pour établir des divisions, on a pris pour point de mire ou de reconnaissance :

1° Les talons, dans la présentation des pieds ;

2° Les tibias ou devant des jambes, dans la présentation des genoux ;

3° Le sacrum ou les lombes, dans celle des fesses ;

C'est-à-dire que suivant que les talons, les tibias ou le sacrum, regardent telle ou telle extrémité des diamètres pelviens on dit que les pieds, les genoux ou les fesses se présentent dans telle ou telle position.

Baudelocque, et avec lui Desormeaux et Mme Boivin, qui avaient admis six positions pour le sommet de la tête, n'en ont compté que quatre pour l'extrémité pelvienne. Ils ont rejeté les deux positions diagonales postérieures, pour ne conserver que les deux diagonales antérieures et les deux directes antéro-postérieures, savoir :

1re position, calcanéo *(pieds)*, tibio *(genoux)*, sacro *(fesses)*, cotyloïdienne gauche.
2e   —   —   —   —   cotyloïdienne droite.
3e   —   —   —   —   pubienne.
4e   —   —   —   —   sacrale.

Gardien et Mme Lachapelle ont conservé la troisième et la quatrième de Baudelocque, mais à la place des deux premières, ou diagonales antérieures, ils ont admis deux positions transversales dans lesquelles le dos du fœtus regarde directement à gauche ou à droite, savoir :

1re position. — Calcanéo-tibio-sacro-ilium gauche et
                 transversale ;
2e   —   Calcanéo-tibio-sacro-ilium droite et
                 transversale ;
3e   —   Calcanéo-tibio-sacro-pubienne ;
4e   —   Calcanéo-tibio-sacro-sacrale.

Maygrier et M. Capuron ont rejeté toutes les positions directes pour n'admettre que les quatre positions diagonales, savoir :

1re position. — Calcanéo - tibio - sacro - cotyloïdienne
                 gauche ;
2e   —   Calcanéo - tibio - sacro - cotyloïdienne
                 droite ;
3e   —   Calcanéo-tibio-sacro-postérieure ou
                 symphysienne droite ;

4ᵉ position. — Calcanéo-tibio-sacro-postérieure ou
symphysienne gauche.

Flamant, de Strasbourg, en compte huit comme pour
la présentation du sommet, c'est-à-dire qu'il en place
à chaque extrémité des diamètres obliques et directs
du bassin de la femme, savoir :

1ʳᵉ position. — Calcanéo-tibio-sacro-cotyloïdienne
gauche;
2ᵉ — Calcanéo-tibio-sacro-cotyloïdienne
droite;
3ᵉ — Calcanéo-tibio-sacro-pubienne;
4ᵉ — Calcanéo-tibio-sacro-postérieure ou
symphysienne droite;
5ᵉ — Calcanéo-tibio-sacro-postérieure ou
symphysienne gauche;
6ᵉ — Calcanéo-tibio-sacro-sacrale ;
7ᵉ — Calcanéo-tibio-sacro-ilium-gauche et
transversale;
8ᵉ — Calcanéo-tibio-sacro-ilium droite et
transversale.

M. Velpeau adopte pour le pelvis la même division
que pour le sommet de la tête, c'est-à-dire qu'il admet
deux positions seulement, antérieure et postérieure,
au détroit inférieur ; mais il compte, pour chacune
d'elles, trois variétés au détroit supérieur et qu'il place
aux cavités cotyloïdes, symphyses-sacro-iliaques, symphyse pubienne et angle-sacro-vertébral, savoir :

1ʳᵉ POSITION, lombo-
antérieure :
{ 1ʳᵉ var. Calcanéo-tibio-sacro-cotyloïdienne gauche ;
2ᵉ — Calcanéo-tibio-sacro-cotyloïdienne droite;
3ᵉ — Calcanéo-tibio-sacro-pubienne.

2ᵉ **position**, lombo-postérieure :

- 1ʳᵉ var. Calcanéo-tibio-sacro-postérieure ou symphysienne droite ;
- 2ᵉ — Calcanéo-tibio-sacro-postérieure ou symphysienne gauche ;
- 3ᵉ — Calcanéo-tibio-sacro-sacrale.

M. Moreau admet, comme Baudelocque, Gardien, Desormeaux, Dugès, Mᵐᵉˢ Boivin, Lachapelle, etc., quatre positions, dont deux antéro-postérieures et deux latérales ; mais sa première comprend tous les cas dans lesquels les talons, les tibias et le sacrum correspondent à un point quelconque de la moitié gauche du bassin, soit obliquement en avant, soit obliquement en arrière, soit, enfin, directement à gauche ; et réciproquement sa seconde, ou ilium droite, comprend tous les cas dans lesquels ces mêmes parties correspondent à un point quelconque de la moitié droite du détroit supérieur, savoir :

1ʳᵉ position. — Calcanéo-tibio-sacro-ilium gauche ;
2ᵉ — Calcanéo-tibio-sacro-ilium droite ;
3ᵉ — Calcanéo-tibio-sacro-pubienne ;
4ᵉ — Calcanéo-tibio-sacro-sacrale.

M. Paul Dubois rejette les positions directes antéro-postérieures, pour n'admettre que deux positions latérales qui sont absolument les mêmes que les positions ilium gauche et droite de M. Moreau, savoir :

1ʳᵉ position. — Calcanéo-tibio-sacro-latérale gauche ;
2ᵉ — Calcanéo-tibio-sacro-latérale droite.

Telles sont les diverses classifications admises dans la présentation du pelvis, quelque soit la variété (*pieds, genoux, fesses*). Pour ce qui nous concerne, nous croyons qu'on pourrait réduire toutes ces positions aux quatre diagonales, pour l'explication du mécanisme de l'accouchement. Quoi qu'il en soit, afin de ne pas froisser les idées actuelles généralement reçues, nous nous abstiendrons d'adopter telle ou telle classification, nous bornant à indiquer le mécanisme particulier à chacune des positions admises. Toutefois, nous commencerons par la description des positions diagonales comme étant fondamentales, pour parler ensuite des positions directes que nous rattacherons aux précédentes. Bien entendu que nous les examinerons aussi séparément dans la présentation des *pieds*, des *genoux* et des *fesses*.

Iʳᵉ VARIÉTÉ. — PRÉSENTATION DES PIEDS.

Cette présentation est moins fréquente que celle des fesses, mais beaucoup plus commune que celle des genoux.

Diagnostic. — Il est, en général, si facile de reconnaître les pieds quand ils se présentent à l'orifice de la matrice, que nous pourrions presque nous dispenser d'entrer dans des détails à ce sujet. Toutefois, comme à la rigueur il est possible de confondre les pieds avec les mains, nous dirons qu'avec un peu d'attention on distingue les uns des autres aux caractères suivants :

1° Les doigts des pieds, c'est-à-dire les orteils, sont très-courts, à peu près d'égale longueur et situés sur la même rangée.

Au contraire, ceux de la main sont beaucoup plus long, d'inégale longueur, toujours fléchis sur la paume de la main, et le pouce est hors de rangée.

2° Le pied forme avec la jambe un angle droit en arrière duquel s'observe le talon ou saillie dure, arrondie et plus ou moins prononcée.

Au contraire, la direction de la main se confond avec celle de l'avant-bras et ne présente pas de saillie analogue à celle du talon.

3° Dans la présentation des pieds, si, après avoir touché ces derniers, on porte le doigt un peu plus haut, on sent les fesses qui sont situées immédiatement au-dessus. Or, il est très-facile de ne pas les confondre avec l'épaule et la poitrine que l'on sentirait si la main se présentait;

4° Enfin, nous ajouterons, pour dernier caractère, qu'ordinairement on touche les deux pieds à la fois, tandis que ce n'est que très-exceptionnellement que les deux mains se présentent simultanément.

POSITIONS DIAGONALES.

Première position diagonale ou calcanéo-cotyloïdienne gauche.— PREMIÈRE POSITION DE BAUDELOCQUE. — PREMIÈRE VARIÉTÉ DE LA POSITION ANTÉRIEURE DE M. VELPEAU, POSITION COMPRISE DANS LA POSITION ILIUM-GAUCHE OU PREMIÈRE POSITION DE MM. MOREAU ET PAUL DUBOIS.

RAPPORTS. — Les talons sont derrière la cavité cotyloïde de gauche ou extrémité antérieure du diamètre diagonal gauche du bassin; les orteils sont au point opposé ou devant la symphyse sacro-iliaque droite ; par cela même, le diamètre longitudinal des pieds est parallèle au diagonal gauche du détroit supérieur, tandis que le diamètre transversal des pieds (bi-malléolaire), des genoux, des hanches, des épaules et de la tête (*bipariétal*) sont dans la direction du diamètre opposé ou diagonal droit. Or, si les talons correspondent à la cavité cotyloïde gauche, est-il besoin de dire que le dos de l'enfant est dirigé dans le même sens, c'est-à-dire en avant et à gauche de la matrice, et le plan abdominal ou antérieur dans le sens opposé, c'est-à-dire en arrière et à droite de cet organe ? Si nous disons que le plan latéral droit est en arrière et à gauche, ne saurons-nous pas que le côté gauche est au point opposé ou en avant et à droite ? Puisque les pieds sont en bas à l'orifice de la matrice, il est évident que la tête est en haut vers le fond de cet organe, et un peu inclinée en arrière et à droite.

Diagnostic. — On reconnait cette position :

1° A ce que les talons sont en avant et à gauche du bassin et les orteils en arrière et à droite ;

2° A ce que le diamètre longitudinal des pieds est parallèle au diamètre diagonal gauche du bassin et leur diamètre malléolaire ou transversal est confondu avec le diamètre opposé ou diagonal droit. Toutefois, comme les pieds sont très-mobiles, on ne peut être rigoureusement certain de la position que lorsque les hanches ont déjà commencé à traverser le détroit supérieur. Cette remarque est applicable à toutes les autres positions des pieds.

MÉCANISME. — Immédiatement après la rupture des membranes et l'écoulement du liquide amniotique, la matrice revenant sur elle-même embrasse exactement le tronc de l'enfant et le pousse dans le sens de l'axe du détroit supérieur du bassin. Cette impulsion donnée par l'utérus au tronc de l'enfant est transmise aux pieds par l'intermédiaire des fesses, ce qui détermine la déflexion ou l'allongement des membres pelviens, et alors les *pieds*, les *jambes* et les *cuisses* traversent successivement l'orifice de la matrice, le vagin et la vulve, tandis que les hanches qui les suivent s'engagent dans l'excavation pelvienne dans le sens du diamètre diagonal droit : la hanche gauche descendant derrière la cavité cotyloïde droite, et la droite au devant de la symphyse sacro-iliaque gauche. Bientôt celle qui est en avant trouve de la place du côté des pubis, roule en avant et de droite à gauche pour gagner l'arcade pubienne, tandis que celle qui est en arrière marche de gauche à droite pour se porter dans la concavité du sacrum, de telle sorte que leur diamètre transversal se met en rapport avec le coccy-pubien du détroit inférieur. Dans ce moment, le fœtus est infléchi sur son plan latéral gauche qui est en avant, c'est-à-dire qu'il représente une courbe à concavité regardant la symphyse des pubis, le diamètre vertical de l'abdomen étant parallèle à l'axe du détroit périnéal, et le vertical de la poitrine étant confondu avec l'axe du détroit abdominal de la femme.

Cependant, la matrice continuant de se contracter et son action portant principalement sur la hanche droite qui est en arrière et en-dessous, la force de descendre d'arrière en avant le long de la paroi postérieure du bassin, pour venir se dégager à la commissure postérieure de la vulve, tandis que les membres abdominaux se relèvent vers le mont de Vénus et que la hanche gauche reste en quelque sorte immobile sous l'arcade pubienne.

Aussitôt que la hanche droite a franchi la commissure postérieure, le périnée qui avait été distendu et projeté en avant, se retire sur le flanc droit de l'enfant, et alors les membres retombent vers l'anus pour permettre à la hanche gauche de se dégager à la commissure antérieure.

Comme les hanches ne peuvent venir se placer en directe antéro-postérieure au détroit inférieur que par un mouvement de torsion du tronc du fœtus, aussitôt que le siège est en dehors, elles éprouvent un mouvement de restitution qui ramène la gauche en avant de la cuisse droite, et la droite en arrière de la cuisse gauche de la femme, c'est-à-dire qu'elles reprennent les rapports qu'elles affectaient au détroit supérieur, et le reste de l'enfant continue de descendre, les coudes appliqués sur les côtés de la poitrine, et les épaules franchissent le détroit supérieur, par-

courent l'excavation du bassin et arrivent en directe
antéro-postérieure au détroit inférieur, de la même
manière et par le même mécanisme que les hanches ; c'est-à-dire que le coude gauche qui est à la
cavité cotyloïde droite vient se placer sous l'arcade des
pubis , et le droit qui regarde la symphyse sacro-
iliaque gauche , se porte dans la concavité du sacrum
pour se dégager le premier à la commissure postérieure avec l'épaule correspondante ; après qnoi, celui
qui est en avant s'échappe avec l'épaule du même côté
de dessous la commissure antérieure, et le tronc par
un mouvement de restitution reprend les rapports qu'il
avait au détroit abdominal, c'est-à-dire que l'épaule
gauche se dirige en avant de la cuisse droite et l'épaule
droite en arrière de la cuisse gauche de la mère.
Toutefois, cette espèce de restitution extérieure manque
lorsque la tète participe à la rotation des épaules.

REMARQUE SUR LE DÉGAGEMENT DES MEMBRES THORACI-
QUES. — Quelquefois et non pas ordinairement, comme
on l'a généralement écrit jusqu'en ces derniers temps,
à moins qu'on ne fasse des tractions sur les pieds, les
membres se relèvent, au détroit supérieur, sur les côtés
de la tête. Alors les épaules sortent avant les coudes,
mais toujours d'après le même mécanisme.

Lorsque le tronc est au-dehors, la tête occupe le
détroit supérieur qu'elle franchit bientôt par un mouvement de flexion en vertu duquel :

1° Le menton s'applique contre le haut de la poitrine;

10.

2° Le diamètre occipito-mentonnier se place parallèlement à l'axe du détroit abdominal;

3° L'occipito-bregmatique prend la direction du diamètre diagonal gauche, tandis que le bipariétal se confond avec le diamètre opposé ou diagonal droit;

4° Enfin la circonférence occipito-bregmatique se met en rapport avec le plan de l'entrée du bassin, c'est-à-dire que la tête affecte les mêmes rapports et traverse le bassin par le même mécanisme que dans une position occipito-cotyloïdienne gauche du sommet de la tête. Il y a cette différence seulement que, dans la présentation des pieds, la tête sort par son extrémité mentonnière, tandis qu'elle s'échappe par l'occiput dans la présentation du sommet.

Remarque.—Mais pourquoi la tête, arrivée au détroit supérieur, se fléchit-elle plutôt que de se renverser en arrière; car il semble, au premier abord, que le menton doit rencontrer le rebord de l'entrée du bassin, et par cela même forcer l'occiput à se porter sur le dos de l'enfant? Nous répondrons à cette objection que les contractions utérines qui ont lieu de haut en bas, c'est-à-dire du fond vers le col, doivent nécessairement avoir pour résultat la flexion de la tête :

1° Parce que celle-ci affecte déjà naturellement en partie cette position;

2° Parce que la matrice se moulant sur la tête, son action se porte principalement sur la portion antérieure, puisqu'elle agit sur un bras de levier deux fois plus long en avant qu'en arrière de l'articulation céphalo-rachidienne *(union de la tête avec la colonne vertébrale).*

La tête ainsi disposée plonge dans l'excavation pelvienne. Bientôt l'occiput glisse en avant et de gauche à droite, pour gagner l'arcade des pubis, tandis que le front roule en arrière et de droite à gauche pour se placer dans la courbure du sacrum, de telle sorte que :

1° Le menton regarde la vulve, et l'occiput le promontoire des accoucheurs ; par cela même le diamètre occipito-mentonnier se place parallèlement à l'axe du détroit périnéal ;

2° Le diamètre occipito-bregmatique est en rapport avec le diamètre coccy-pubien, et le bipariétal avec le bisciatique de la sortie du bassin ;

3° Enfin la circonférence sous-occipito-bregmatique est confondue avec le plan de cette ouverture.

A partir de ce moment, la tête est soustraite à l'influence des contractions utérines, attendu qu'elle a franchi le col utérin ; mais la femme éprouvant des épreintes par l'état de pression dans lequel se trouvent le rectum et la vessie, rassemble toutes ses forces, redouble de courage et fait des efforts comme pour aller à la garderobe. Alors l'occiput recevant toute la puissance expulsive et se trouvant poussé d'avant en arrière et de haut en bas, fait basculer le diamètre occipito-mentonnier, de telle façon que le menton, la face, le front, la fontanelle bregmatique descendent d'arrière en avant le long de la courbure sacro-coccy-périnéale et viennent se dégager successivement à la commissure postérieure. Pendant que les choses se passent ainsi en arrière du bassin, le tronc se relève vers le mont de Vénus et la nuque appuyant contre l'arcade pubienne, sert de centre de mouvement qui permet la déflexion de la tête; après quoi le périnée se retire, le tronc retombe vers l'anus et l'occiput se dégage à son tour à la commissure antérieure. Nous répétons ici ce que nous avons dit à l'occasion de la présentation du sommet : ce n'est qu'en s'exerçant à simuler le mécanisme de l'accouchement sur un mannequin que les élèves pourront le bien savoir.

Deuxième position diagonale ou calcanéo-coty-loïdienne droite. — DEUXIÈME POSITION DE BAUDE-LOCQUE.—DEUXIÈME VARIÉTÉ DE LA POSITION ANTÉRIEURE DE M. VELPEAU, POSITION COMPRISE DANS LA DEUXIÈME OU ILIUM DROITE DE MM. MOREAU ET PAUL DUBOIS.

RAPPORTS. — Les talons sont derrière la cavité cotyloïde droite ou extrémité antérieure du diamètre diagonal droit du bassin; les orteils regardent le point opposé ou devant de la symphyse sacro-iliaque gauche; par cela même, le diamètre longitudinal des pieds est parallèle à ce diamètre *diagonal*, tandis que les diamètres transversal des pieds (malléolaire), des hanches, des épaules et de la tête (bipariétal), sont dans la direction du diamètre opposé, c'est-à-dire *diagonal gauche*. Or, si les talons correspondent à la cavité cotyloïde droite, est-il besoin de dire que le dos de l'enfant est dirigé dans le même sens, c'est-à-dire en avant et à droite de la matrice, et le plan abdominal dans le sens opposé, c'est-à-dire en arrière et à gauche de cet organe ? Si nous disons que le plan latéral droit est en avant et à gauche, ne saurons-nous pas que le côté gauche est au point opposé, c'est-à-dire en arrière et à droite ? Puisque les pieds sont en bas, à l'orifice de la matrice, il est évident que la tête est en haut vers le fond de cet organe et un peu inclinée en arrière et à gauche.

DIAGNOSTIC. — On reconnaît cette position : 1° à ce que les talons sont en avant et à droite et les orteils en arrière et à gauche ;

2° A ce que le diamètre longitudinal des pieds est parallèle au diamètre diagonal droit du bassin, tandis que le transversal (*malléolaire*) est confondu avec le diamètre opposé ou diagonal gauche.

MÉCANISME. — Il est le même que dans la position précédente, avec cette différence pourtant que les mouvements, que les hanches, les épaules et la tête exécutent de gauche à droite pour la calcanéo-cotyloïdienne gauche, se passent de droite à gauche dans la calcanéo-cotyloïdienne droite et réciproquement ceux qui ont lieu de droite à gauche pour la première, s'exécutent de gauche à droite dans la seconde. Ainsi, dans la position qui nous occupe :

1° Les hanches s'engagent dans l'excavation obliquement dans le sens du diamètre diagonal gauche, tandis qu'elles traversent le diamètre oblique droit dans la calcanéo-cotyloïdienne gauche :

10*

2° La hanche droite, le coude et l'épaule du même côté descendent derrière la cavité cotyloïde gauche et glissent de gauche à droite vers l'arcade des pubis, tandis que la hanche, le coude et l'épaule gauches descendent successivement au devant de la symphyse sacro-iliaque droite et roulent de droite à gauche vers la courbure du sacrum pour venir se dégager les premières à la commissure postérieure;

3° Enfin le tronc étant sorti, la tête occupe le détroit abdominal qu'elle franchit par un mouvement de flexion, parcourt l'excavation et traverse le détroit périnéal par le même mécanisme que dans la première position. (Voir celle-ci). Seulement l'occiput descend derrière la cavité cotyloïde droite pour gagner l'arcade des pubis, tandis que le front glisse au devant de la symphyse sacro-iliaque gauche pour se porter dans la concavité du sacrum.

C'est le contraire pour la calcanéo-antérieure gauche, c'est-à-dire que, dans celle-là, l'occiput descend derrière la cavité cotyloïde gauche pour venir sous l'arcade des pubis, tandis que le front glisse au devant de la symphyse sacro-iliaque droite pour se rendre dans la concavité du sacrum,

Si donc on s'attache à bien connaître le mécanisme de l'accouchement dans la première position ou calcanéo-cotyloïdienne gauche, on comprendra sans peine celui de la position calcanéo-cotyloïdienne droite, puisqu'il est en tout semblable.

Troisième position diagonale ou calcanéo-sacro-iliaque droite.—TROISIÈME POSITION DE M. CAPURON.—PREMIÈRE VARIÉTÉ DE LA CALCANÉO POSTÉRIEURE DE M. VELPEAU, POSITION COMPRISE DANS LA DEUXIÈME OU ILIUM DROITE DE MM. MOREAU ET PAUL DUBOIS.

RAPPORTS. — Cette position étant opposée à la première diagonale, les rapports des diamètres du fœtus avec ceux du bassin sont les mêmes, à cela près que leurs extrémités ont changé de place. Ainsi, dans la position qui nous occupe :

1° Les talons sont au devant de la symphyse sacro-iliaque droite, là où étaient les orteils dans la calcanéo antérieure gauche, et réciproquement les orteils ont pris la place des talons derrière la cavité cotyloïde gauche;

2° Par cela même, le plan dorsal est en arrière et à droite de la matrice, là où était le plan abdominal dans la première diagonale;

3° Il en est de même pour les plans latéraux, c'est-à-dire que le plan latéral gauche a pris en arrière et à gauche la place qu'occupait le plan latéral droit dans la calcanéo antérieure gauche.

Répèterons-nous que la tête est au fond de l'utérus et un peu inclinée en avant et à gauche, puisque les pieds sont en bas à l'orifice de cet organe ?

DIAGNOSTIC. — On reconnaît cette position : 1° à ce que les talons regardent la symphyse sacro-iliaque droite, et les orteils la cavité cotyloïde gauche;

2° A ce que le diamètre longitudinal ou calcanéo-digital des pieds est confondu avec le diamètre oblique gauche du bassin, tandis que le diamètre malléolaire ou transversal est parallèle au diamètre opposé ou diagonal droit.

Mécanisme. — Sous l'influence des contractions utérines, les membres abdominaux de l'enfant s'allongent, c'est-à-dire que les pieds, les jambes et les cuisses descendent vers la vulve qu'ils franchissent successivement. Bientôt les hanches s'engagent obliquement dans l'excavation pelvienne, parallèlement au diamètre diagonal droit, la hanche droite descend derrière la cavité cotyloïde droite et roule de droite à gauche sous l'arcade des pubis, tandis que la gauche glisse au devant de la symphyse sacro-iliaque gauche et se porte de gauche à droite vers la concavité du sacrum, de sorte que le fœtus s'inflégit sur le plan latéral droit qui est alors directement en avant.

Lorsque le travail en est arrivé là, les hanches traversent le détroit inférieur par le même mécanisme que dans la position précédente : ainsi, celle qui est en arrière parcourt la paroi postérieure du bassin pour se dégager la première à la commissure postérieure, tandis que les membres pelviens se relèvent vers le mont de Vénus et que la hanche droite reste en quelque sorte immobile sous l'arcade pubienne ; après quoi le périnée se retire en arrière, les membres retombent vers l'anus et celle qui est en avant se dégage à la commissure antérieure. Bientôt, les coudes appuyés sur

les côtés de la poitrine, et les épaules franchissent le
détroit abdominal, parcourent l'excavation pelvienne
et traversent le détroit périnéal dans le même sens et
par le même mécanisme que les hanches. Une fois
que le tronc est au dehors, il éprouve un mouvement
de rotation qui replace les hanches et les épaules
parallèlement au diamètre diagonal droit du bassin
de la femme.

Arrivée au détroit supérieur, la tête éprouve un mouvement de flexion et franchit cette ouverture dans le
sens du diamètre diagonal gauche; le front descend
derrière la cavité cotyloïde gauche et l'occiput au devant de la symphyse sacro-iliaque droite. Une fois que
ce dernier a franhi le détroit supérieur, au lieu de se
porter vers le sacrum, il se dirige le plus souvent, d'a-
bord transversalement, puis obliquemeut en avant et
à droite pour gagner enfin l'arcade pubienne et se
dégager comme dans la position calcanéo-cotyloïdienne
droite, c'est-à-dire que la calcanéo postérieure droite
se réduit en calcanéo antérieure correspondante, pendant que la tête franchit la filière du bassin. Quelquefois cette réduction s'opère pendant que les hanches
ou les épaules traversent cette cavité, et alors elles finissent par se placer parallèlement au diamètre diagonal
gauche, ce qui ramène le dos et l'occiput en avant
et à droite.

Lorsque cette transformation de calcanéo postérieure
droite en calcanéo antérieure du même côté ne s'ef-

fectue pas, l'occiput glisse en arriére et de droite à gauche vers la concavité du sacrum, tandis que le front glisse de la cavité cotyloïde gauche vers l'arcade des pubis, et la tête franchit le détroit périnéal ; pendant que la nuque appuie sur la commissure postérieure et sert de centre de mouvement, le menton, la face, le front et la fontanelle antérieure se dégagent snccessivement au-dessous de l'arcade des pubis, ce qui rend la sortie de la tête beaucoup plus difficile que lorsque l'occiput vient en avant :

1° Parce que le front est trop large pour s'accommoder avec le sommet de l'arcade pubienne : 2° parce que la face présente un plan irrégulier qui ne glisse pas convenablement sous cette même arcade.

REMARQUE. — Lorsque la face vient en avant, il est possible que le menton s'accroche derrière les pubis et qu'alors l'occiput bascule et descende le long de la paroi postérieure du bassin pour venir s'échapper le premier au devant du périnée, en repoussant fortement le tronc vers le mont de Vénus, de telle sorte que la face se dégage la dernière à cette même commissure postérieure. Leroux rapporte l'observation d'un accouchement qui se serait terminé de cette manière.

Quatrième position diagonale ou calcanéo-sacro-iliaque gauche. — QUATRIÈME POSITION DE M. CAPURON. — DEUXIÈME VARIÉTÉ DE LA CALCANÉO-POSTÉRIEURE DE M. VELPEAU, POSITION COMPRISE DANS LA PREMIÈRE OU CALCANÉO-ILIUM GAUCHE DE MM. MOREAU ET PAUL DUBOIS.

RAPPORTS.—Cette position étant opposée à la deuxième diagonale ou calcanéo-cotyloïdienne droite, les rapports des diamètres du fœtus avec ceux du bassin de la femme sont les mêmes, à cette différence près que leurs extrémités ont changé de place. Ainsi, dans la position que nous décrivons : 1° Les talons sont au devant de la symphyse sacro-ilium gauche, là où étaient les orteils dans la calcanéo antérieure droite, et réciproquement les orteils ont pris la place des talons derrière la cavité cotyloïde droite ; 2° par cela même le plan dorsal est en arrière et à gauche, là où se trouvait le plan abdominal dans la deuxième diagonale ; 3° enfin, le plan latéral droit a pris à droite et en arrière la place qu'occupait le côté gauche dans la calcanéo-cotyloïdienne droite.

N'est-il pas superflu de répéter que la tête est en haut et au fond de la matrice, puisque nous savons que les pieds sont en bas au col de cet organe ?

DIAGNOSTIC. — On reconnaît cette position : 1° à ce que les talons sont en arrière et à gauche du bassin et les orteils en avant et à droite ;

2° A ce que le diamètre longitudinal des pieds ou calcanéo digital est parallèle au diamètre diagonal droit du bassin, tandis que le malléolaire on transversal est confondu avec le diamètre opposé ou diagonal gauche.

MÉCANISME. — Si on a compris comment les choses se passent dans la position calcanéo postérieure droite, on saisit sans peine comment elles doivent se passer dans celle qui nous occupe, puisque le mécanisme est le même, à cette différence près que : 1° le diamètre transversal des hanches s'engage dans l'excavation du bassin, parallèlement au diamètre diagonal gauche, comme dans une deuxième, tandis que, dans une position calcanéo postérieure droite, c'est dans le sens du diamètre diagonal droit, comme dans la première diagonale, que ces parties traversent le détroit supérieur ;

2° Les mouvements que le fœtus exécute pour traverser la filière du bassin se passent comme dans une deuxième, mais en sens opposé à ceux d'une postérieure droite. Ainsi, sous l'influence des contractions de l'organe gestateur, les membres pelviens s'allongent, arrivent à la vulve et la traversent. Bientôt, la hanche gauche, puis l'épaule et le coude du même côté descendent l'un après l'autre derrière la cavité cotyloïde gauche pour se porter sous l'arcade des pubis, tandis que la hanche, le coude et l'épaule droites glissent au devant de la symphyse-sacro iliaque droite vers la courbure du sacrum, pour venir se dégager successivement les premiers à la commissure postérieure, par le même mécanisme que dans les positions précédentes. Une fois que ces parties ont franchi la vulve, elles se replacent obliquement dans le sens du diamètre diagonal gauche, à moins que la tête n'ait participé à leur mouvement intérieur de rotation. Arrivée au détroit abdominal, la tête franchit cette ouverture par un mouvement de flexion et dans le sens du diamètre diagonal droit, le front descend derrière la cavité cotyloïde droite et l'occiput au devant de la symphyse sacro-iliaque gauche; mais ce dernier, au lieu de gagner la concavité du sacrum, se dirige le plus souvent d'abord transversalement, puis obliquement à gauche, pour venir enfin se porter sous l'arcade pubienne; c'est-à-dire que la position calcanéo postérieure gauche se réduit en une calcanéo-cotyloïdienne correspondante, pendant que la tête traverse l'excavation du bassin, et alors l'accouchement se termine comme si la position avait été tout d'abord une première. Cette transformation peut se faire, ainsi que nous l'avons dit plus haut, pendant que le tronc traverse la filière du bassin.

Lorsque la réduction de calcanéo postérieure en calcanéo antérieure ne s'effectue pas, l'occiput glisse en arrière, de la symphyse gauche vers la concavité du sacrum, tandis que le front se porte de la cavité cotyloïde droite sous l'arcade pubienne, et la tête franchit la vulve absolument de la même manière que dans une calcanéo postérieure droite, dans laquelle l'occipnt se serait porté en arrière vers le sacrum. (Voir cette dernière). En effet, dès-lors que le front est sous l'arcade des pubis et l'occiput au devant du sacrum, que celui-ci y soit arrivé de la symphyse sacro-iliaque gauche ou de la symphyse droite, cela ne peut rien changer au volume ni aux rapports de la tête avec le détroit inférieur, ni par cela même modifier le mécanisme suivant lequel elle franchit cette ouverture.

POSITIONS DIRECTES.

Première position directe ou calcanéo-ilium gauche et directement transversale. — PREMIÈRE POSITION DE Mme LACHAPELLE. — SEPTIÈME POSITION DE FLAMANT; POSITION COMPRISE DANS LA PREMIÈRE OU CALCANÉO-LATÉRALE OU ILIUM GAUCHE DE MM. MOREAU ET PAUL DUBOIS.

RAPPORTS. — Dans cette position, les talons regardent directement le bas de la fosse iliaque gauche et les orteils le point opposé; puisque le diamètre longitudinal des pieds coupe perpendiculairement le diamètre transversel des hanches, il est évident que le plan latéral droit du fœtus est dirigé directement en arrière. Si on sait où sont les talons, est-il besoin de dire où est le dos de l'enfant, etc.

MÉCANISME. — Cette position est très-rare, et lors même qu'elle a lieu au début du travail, les hanches s'engagent bientôt diagonalement, pour se placer comme dans une position calcanéo-cotyloïdienne gauche, et alors l'acouchement se termine comme si le fœtus s'était présenté primitivement de cette manière (voir le mécanisme de la première diagonale).

Quelquefois les hanches peuvent traverser le diamètre diagonal gauche, c'est-à-dire que la position peut se réduire en une postérieure gauche ou quatrième diagonale, et alors le cas rentre dans celui où elle se serait présentée primitivement de cette manière (voir le mécanisme de la calcanéo-symphysienne gauche.)

Deuxième position directe ou calcanéo-ilium droite et directement transversale. — DEUXIÈME POSITION DE Mme LACHAPELLE.—HUITIÈME POSITION DE FLAMANT; POSITION COMPRISE DANS LA DEUXIÈME OU CALCANÉO-LATÉRALE DROITE DE MM. MOREAU ET PAUL DUBOIS.

RAPPORTS. — Les talons sont directement à droite et les orteils au point opposé. Par cela même, le plan latéral droit est directement en avant au-dessus de la symphyse pubienne.

MÉCANISME. — Nous répétons pour cette position ce que nous avons dit pour la première directe, c'est-à-dire que, pendant le travail, elle se transforme en une diagonale droite, et alors l'accouchement se termine comme dans celle-ci.

Troisième position directe ou calcanéo-pubienne. — TROISIÈME POSITION DE BAUDELOCQUE, GARDIEN, Mme LACHAPELLE ET M. MOREAU.—TROISIÈME VARIÉTÉ DE LA CALCANÉO ANTÉRIEURE DE M. VELPEAU.

RAPPORTS.—Les talons sont derrière la symphyse pubienne, et les orteils au point opposé, par cela même le plan latéral droit est directement à gauche.

MÉCANISME. — Sous l'influence des puissances expultrices, les hanches descendent dans l'excavation pelvienne et se placent obliquement; c'est-à-dire que la position se réduit en une calcanéo gauche ou droite, et alors l'accouchement se termine comme si la position avait été primitivement diagonale.

Toutefois, nous ferons remarquer que si le fœtus est un peu volumineux ou bien si le bassin est très-spacieux, ou bien encore aplati d'avant en arrière, il est possible que les hanches, les coudes et les épaules descendent transversalement, et alors le mécanisme de l'accouchement différerait de celui des diagonales en ce que :

1° Ces parties franchiraient transversalement le détroit inférieur, au lieu de sortir, l'une directement en avant et l'autre en arrière, après avoir éprouvé un mouvement de rotation ;

2° La tête pourrait descendre directement dans le sens antéro-postérieur, c'est-à-dire que l'occiput arriverait sous l'arcade pubienne sans avoir éprouvé de rotation ; excepté pourtant dans le cas où le bassin serait aplati d'avant en arrière, car alors elle serait obligée de se placer transversalement comme les hanches, de traverser l'excavation pelvienne et de franchir la vulve dans cette même direction.

Quatrième position directe ou calcanéo-sacrale.

— QUATRIÈME POSITION DE BAUDELOCQUE. GARDIEN, Mme LACHAPELLE ET M. MOREAU. — TROISIÈME VARIÉTÉ DE LA CALCANÉO POSTÉRIEURE DE M. VELPEAU.

RAPPORTS. — Les talons sont au-devant de l'angle sacro-vertébral et les orteils au point opposé. Par cela même, le plan latéral droit est directement à droite. Cette position est la plus rare et la plus désavantageuse.

MÉCANISME. — Comme pendant le travail les hanches ou les épaules finissent par se placer obliquement, cette position se réduit en une diagonale postérieure droite ou gauche, et alors l'accouchement se termine comme dans l'une de celles-ci.

IIᵉ VARIÉTÉ.—PRÉSENTATION DES GENOUX.

Cette variété d'accouchement, beaucoup plus rare que la précédente, peut néanmoins se terminer par les seules forces de la nature. A la vérité, il arrive quelquefois que l'un des genoux que tous les deux même arc-boutent contre un point du bassin pendant que les pieds se fixent contre le point opposé, et alors les jambes, se trouvant placées horizontalement, neutralisent, pour ainsi dire, la force expultrice et ne descendent ni par un bout ni par l'autre. Mais il est si facile de remédier à cette anomalie, quand elle tarde trop à disparaître d'elle-même, qu'elle mérite à peine le titre d'accident.

Diagnostic.—Avant la rupture de la poche des eaux, on peut à la rigueur confondre les genoux avec les coudes; mais après l'écoulement du liquide amniotique l'erreur devient impossible; ainsi 1° les genoux offrent une tumeur plane et plus volumineuse que celle que forment les coudes, qui est pointue et plus petite.

2ᵉ Au-dessus des genoux on rencontre le pli du jarret qui diffère sensiblement du pli du bras, et qui est limité par la jambe et la cuisse, parties plus volumineuses que celles (avant-bras et bras) qui bornent le second de ces deux plis.

Ajoutons à cela que les deux genoux se présentent

11.

ordinairement ensemble et ne tardent pas long-temps à descendre vers la vulve sous l'influence des contractions utérines, et que leur apparition lève toute incertitude, si on a pu se méprendre d'abord.

Au contraire, l'un des coudes s'offre presque toujours seul, et la progression vers la vulve n'a pas lieu malgré les efforts expulsifs, parce que dans ce cas l'enfant se présente en travers à l'entrée du bassin.

Le nombre des positions des genoux est le même que pour les pieds, ainsi que nous l'avons exposé à l'occasion de la classification des positions du pelvis en général.

Si donc on avait à simuler dans un examen les positions des genoux, on n'aurait qu'à se rappeler celles des pieds, et mettre à la place des talons la face antérieure des jambes fléchies sur les cuisses. Ainsi, dans la première qui correspond à la calcanéo-cotyloïdienne gauche des pieds, la face antérieure des jambes regarde la cavité cotyloïde gauche, tandis que le devant des cuisses est en rapport avec le point opposé.

Dans la seconde, la face antérieure des jambes regarde la cavité cotyloïde droite et le devant des cuisses est dirigé vers le point opposé ou symphyse sacro-iliaque gauche. On suivrait la même marche pour les autres positions des genoux par rapport à celles des pieds.

Mécanisme. — Après l'expulsion des jambes, chaque position des genoux se trouve réduite à la position correspondante des pieds; le mécanisme de l'accou-

chement en est donc semblable : les hanches, les coudes, les épaules et la tête se dégagent comme si les pieds
étaient sortis les premiers. En effet, que les genoux
descendent avant les pieds ou bien que ceux-ci précè-
dent ceux-là, une fois que les jambes ont franchi la
vulve, les rapports du tronc de l'enfant avec les parties
de la mère ne changent pas; par cela même il est évident que le mécanisme de l'accouchement ne saurait
être modifié. Il serait donc superflu de le décrire à
part, puisqu'il n'y aurait qu'à répéter mot à mot ce qui
a été dit plus haut.

IIIe VARIÉTÉ.--PRÉSENTATION DES FESSES.

L'accouchement par les fesses est le plus fréquent et
bien certainement le plus naturel, après celui qui a
lieu par la tête, et cependant la majeure partie des
accoucheurs l'a regardé comme plus difficile et plus
dangereux que celui par les pieds et les genoux. A la
vérité, si on n'envisage que le premier temps de l'accouchement, cette opinion paraît fondée, car avant que
les hanches n'aient franchi le col utérin et la vulve, le
travail est incomparablement plus long dans le premier
cas que dans le second; mais cette lenteur n'est-elle
pas tout à l'avantage des positions du siége? Dans la
présentation des pieds et des genoux, la poche des
eaux s'allonge et se rompt de très-bonne heure, et il
semble au premier abord que l'expulsion de l'œuf va
se faire très-promptement; mais, par cela même, que
le col de la matrice n'a pas eu le temps d'acquérir

une grande dilatation, lors de la déchirure des membranes, le travail marche ensuite beaucoup plus lentement, et le fœtus augmentant progressivemet de volume des pieds à la tête, chaque partie est obligée de se frayer le passage, d'où les dangers que nous avons mentionnés ailleurs.

Au contraire, dans la présentation des fesses, une fois que le siége a franchi le col utérin et la vulve, comme son volume l'emporte sur celui de la poitrine et des épaules, et égale presque les dimensions de la tête, toutes ces parties sortent sans grande difficulté, et alors la compression du cordon, des viscères et le refoulement du sang vers la tête sont peu sensibles et de courte durée.

Ajoutons à cela que, dans ce genre d'accouchement, aussitôt après la rupture de la poche amniotique, le siége bouchant plus ou moins bien l'orifice de la matrice, met un plus grand obstacle à la sortie de l'eau que les pieds et les genoux; par cela même les contractions utérines n'agissent pas sur le fœtus aussi immédiatement que quand les membres pelviens sortent avant les fesses. Ces considérations nous paraissent avoir l'inportance pratique suivante : c'est que, dans une présentation de l'extrémité pelvienne, il vaudrait mieux favoriser la descente du siége que de chercher à abaisser artificiellement les pieds et les genoux.

Diagnostic. — Avant la rupture des membranes, il est souvent difficile de distinguer le siége de la tête;

mais cette difficulté disparaît après la déchirure. Le diagnostic devient encore quelquefois embarrassant lorsqu'on pratique le toucher long-temps après l'écoulement du liquide amniotique, parce qu'alors les parties situées au-dessous de l'orifice du col utérin ont eu le temps de s'engorger et de se boursouffler, d'où la disparition des caractères de la présentation,

Hors ces circonstances, voici ce qui caractérise la présentation du siége :

On reconnaît les fesses à une tumeur arrondie assez étendue, plus molle que la tête, en général plus élevée que cette dernière avant la rupture des membranes et offrant :

1° Des saillies plus ou moins dures qui sont dues à la présence du coccyx, des tubérosités des ischions et quelquefois à celle des grands trochanters (dans une position irrégulière) ;

2° Un sillon médian au fond duquel on trouve l'anus et les organes sexuels ;

3° Enfin, nous donnerons pour dernier et très-important caractère de la présentation du siége l'issue du méconium. Toutefois il faut savoir que ce signe n'est pas infaillible, parce que, d'une part, il manque lorsque l'anus est imperforé, il peut ne pas se montrer lorsque l'enfant est petit, la compression abdominal étant alors peu prononcée, et que d'autre part il se manifeste quelquefois dans une présentation de la tête.

Quant au nombre des positions du siége, nous avons déjà dit ailleurs qu'il est le même que pour les pieds, et que, pour les simuler, il faut mettre la face postérieure du sacrum là où sont les talons dans telle ou telle position correspondante des pieds, tandis que les membres pelviens relevés sur le ventre regardent le point opposé.

Ainsi donc, dans la *première* ou *socro-cotyloïdienne gauche*, la face postérieure du sacrum est derrière la cavité cotyloïde gauche et les membres abdominaux correspondent à la partie postérieure droite du bassin.

Dans la deuxième ou socra-cotyloïdienne droite, le sacrum regarde la cavité cotyloïde droite et les membres pelviens sont au point opposé. Il n'y aurait donc pour les autres positions qu'à répéter la même chose en prenant toujours pour guide les positions des pieds que nous avons longuement détaillées.

Mécanisme. — Que les fesses se présentent obliquement tout d'abord ou bien directement dans le sens de l'un des diamètres antéro-postérieur ou transversal, elles n'en traversent pas moins diagonalement le détroit supérieur, c'est-à-dire que les positions directes se réduisent en positions diagonales; mais à mesure que les hanches descendent dans l'excavation, celle qui est en avant vers l'une des cavités cotyloïdes gagne l'arcade des pubis où elle semble rester immobile, pendant que celle qui est en arrière se porte dans la concavité du sacrum, parcourt la face postérieure du bassin, pour arriver à la commissure postérieure. Enfin, petit à petit, le siége franchit la vulve, et les membres inférieurs se dégagent aussitôt d'eux-mêmes; après quoi chaque présentation des fesses se trouvant transformée en une position correspondante des pieds, l'accouchement se termine comme dans celle-ci.

Remarque sur la présentation du siége. — 1° Les fesses peuvent, dans quelques circonstances, s'engager en travers dans l'excavation du bassin, et sortir de même au détroit inférieur, sans que pour cela leur dégagement en soit plus difficille. Toutefois, nous dirons que dans la position sacro-antérieure les bourses sont exposées à être froissées contre l'angle sacro-vertébral et le coccyx ;

2° Il arrive quelquefois que le fœtus s'engage accroupi, ayant les talons appliqués contre les ischions, ce qui fait que la mollesse et la flexibilité du siége absorbent la plus grande partie du mouvement communiqué à la colonne vertébrale par la matrice ; par cela même, cet organe finit par s'épuiser et tomber dans l'inertie. Dans ce cas, l'art est souvent obligé d'intervenir.

CONDUITE QUE L'ACCOUCHEUR
doit tenir auprès d'une femme en travail.

Bien que dans ce chapitre nous n'ayons à traiter que du mécanisme de l'accouchement naturel, pour mieux faire saisir les manœuvres applicables anx accouchements artificiels (*c'est là le but de notre ouvrage*), nous croyons pourtant être agréable à nos lecteurs en le terminant par un résumé succinct des principales indications à remplir pendant toute la durée d'une parturition spontanée.

Arrivé près de la femme qui l'a fait appeler pour l'assister, l'accoucheur doit :

1° Pratiquer le toucher vaginal pour s'assurer s'il y a grossesse, si elle est à terme, et surtout si le travail est commencé, pour ne pas rester près d'elle sans nécessité comme cela est arrivé à des personnes peu instruites ;

2° Explorer en même temps l'excavation pelvienne, le rectum et la vessie, et si ces deux derniers organes ont besoin d'être vidés, prescrire un lavement et sonder la femme dans le cas où elle ne peut uriner ;

3° Examiner aussi l'état général de la femme afin de voir si elle aura des forces suffisantes pour subvenir aux frais du travail, et s'enquérir si elle n'est pas atteinte d'infirmités ou maladies qui pourraient compromettre sa vie, si on livrait la terminaison de l'accouchement à la nature seule ;

4° Tant que la poche des eaux est intacte et l'orifice du col incomplétement ouvert, c'est-à-dire pendant toute la durée des douleurs *préparantes* ou *premier temps du travail*, laisser la femme libre de se promener dans sa chambre, si cela lui fait plaisir (à moins de contre indications telles que : une *obliquité exagérée* de l'utérus' un *anèvrisme*, une *hernie*, etc.), et se garder de lui dire de faire valoir ses douleurs, puisque ce serait l'exposer à s'épuiser en pure perte;

5° Immédiatement après la rupture des membranes, la faire coucher sur le lit de travail préparé à l'avance, pratiquer de nouveau le toucher pour diagnostiquer la position et chercher à la corriger si elle est défectueuse. Ainsi, si c'est une occipito-postérieure, favoriser son mouvement de rotation en avant, pour transformer cette position en occipito-antérieure du même côté, et si le col est complétement dilaté, c'est-à-dire si le *second temps de travail* commence, conseiller à la femme de pousser ;

6° Lorsque la tête est entièrement coiffée par les parties génitales externes et ne recule plus dans l'intervalle des contractions utérines, c'est-à-dire quand elle est sur le point de franchir la vulve, soutenir le périnée en conseillant à la femme de ne plus faire d'efforts expulsifs pour prévenir la déchirure de cette partie;

7° Dès que la tête est sortie, s'assurer si le cordon n'est point entortillé autour du col, et dans le cas où il le serait, le dérouler, si c'est possible, ou le couper dans le cas contraire, en ayant soin de terminer promptement l'accouchement; puis, soutenir la tête avec une main sous le menton et l'autre sur l'occiput; la relever vers le mont de Vénus pour qu'elle ne soit pas arrêtée par le lit, (ce qui gènerait l'expulsion du tronc), et que les liquides qui s'échappent de la vulve ne tombent pas dans la bouche et les narines de l'enfant.

8° Si les épaules restent trop long-temps à sortir, accrocher celle qui est en arrière en plaçant le doigt indicateur *(de la main droite, quand l'épaule est en arrière et à gauche; et celui de la main gauche quand elle est en arrière et à droite)* dans le creux de l'aisselle pour lui faire exécuter son mouvement de rotation, si elle ne l'a déjà exécuté, en la portant dans la concavité du sacrum, et tirer modérément ensuite sur elle en la relevant vers le devant des pubis à mesure qu'elle descend;

9° Lorsque l'enfant est complétement au dehors des parties maternelles, le placer en travers entre les cuisses de la mère, le dos tourné du côté de la vulve, et lui passer le petit doigt dans la gorge pour enlever les mucosités plus ou moins épaisses qu'elle renferme souvent et qui pourraient mettre obstacle à l'établissement de la respiration;

10° Faire la section et la ligature du cordon ombilical, après s'être bien assuré qu'il ne renferme pas une portion de l'intestin ou de l'épiploon, pour éviter de compromettre ces parties dans l'une ou dans l'autre de ces deux opérations.

Mais faut-il faire la section avant la ligature?

Lorsque l'enfant vient au monde à l'état physiologique, aussitôt qu'il a respiré, il est tout à fait indifférent de couper avant de lier le cordon, ou de le lier avant de le couper; mais comme il est beaucoup plus commode de faire la ligature quand l'enfant est hors de dessous la couverture du lit, il est préférable de commencer par la section; et cela est de rigueur si l'enfant naît apoplectique, pour laisser couler le sang pendant quelques secondes, c'est-à-dire pour pratiquer une saignée par le cordon.

Au contraire, l'enfant vient-il au monde exangue ou anémique, comme cela a lieu souvent quand la mère a eu une perte abondante pendant le travail, il faut commencer par la ligature. C'est là, bien certainement, la pratique la plus rationnelle.

La ligature se pratique à trois ou quatre travers de doigt de l'anneau ombilical.

11° Enfin, dès que l'enfant est né et détaché de la mère, le confier à la garde-malade; puis, s'assurer aussitôt s'il y a ou s'il n'y a pas un second enfant et si la matrice est revenue sur elle-même.

Ce dernier phénomène se reconnaît à ce que, par le palper abdominal, on trouve dans la région hypogastrique une tumeur globuleuse, dure et assez volumineuse.

CHAPITRE II.

DE L'ACCOUCHEMENT ARTIFICIEL.

L'accouchement est dit artificiel ou contre nature, toutes les fois que l'accoucheur est obligé d'agir pour en opérer la terminaison.

Nous diviserons l'accouchement artificiel en :

1° ACCOUCHEMENT manuel, proprement dit, ou version, lorsqu'on le termine à l'aide de la main seule. Celle-ci peut suffire lorsque le bassin de la femme est bien conformé et que l'enfant a son volume ordinaire ; mais ce n'est pas elle qu'il faut toujours préférer, ainsi que nous le verrons plus tard ;

2° ACCOUCHEMENT instrumental toutes les fois que la main ne suffisant pas, on est obligé de recourir aux instruments qui sont, les uns *mousses* et les autres *tranchants*.

Les premiers sont souvent nécessaires lorsqu'il existe une légère disproportion entre le bassin de la femme et le volume du fœtus. Ils sont fréquemment préférables à la main quoique cette disproportion n'existe pas, circonstance que nous aurons soin de préciser ailleurs.

Enfin, les seconds, ou instruments tranchants,

deviennent indispensables lorsque la disproportion entre le *contenant* et le *contenu* est par trop grande.

QUELLES SONT, D'UNE MANIÉRE GÉNÉRALE, LES CAUSES DE L'ACCOUCHEMENT ARTIFICIEL?

Les unes tiennent à la femme, les autres à l'enfant, DU COTÉ DE LA FEMME nous trouvons 1° les vices de conformation du bassin et des organes génitaux, tels que coarctation du vagin, oblitération et état squirreux ducol de l'utérus, développement de cet organe horsdu bassin, comme cela arrive dans sa chute complète, etc;

2° La présence dans l'excavation pelvienne d'exostoses, de tumeurs fibreuses, squirreuses, enkistées et autres, ou bien encore d'une pierre volumineuse dans la vessie;

3° L'épuisementde la femme, l'inertie de la matrice, obliquité exagérée, sa rupture, une hernie irréductible, étranglée ou qui menace de le devenir, un anévrisme du cœur ou des gros vaisseaux, l'hydropisie ascite, l'asthme, etc.;

4° Enfin, les syncopes, l'éclampsie et les hémorrhagies qui sont les accidents les plus communs.

DU COTÉ DE L'ENFANT, nous citerons :

1° Une présentation vicieuse (tronc ou torse);

2° Son volume considérable qui tient ordinairement à des maladies telles que : hydrocéphalie, hydrothorax, hydrorachis, hydropisie ascite, ou à toute autre tumeur développée à la surface du corps;

3° Une monstruosité;

4° La détroncation, le décollement de la tête, le séjour trop prolongé de cette dernière dans l'excavation du bassin ;

5° La rupture ou la chute prématurée du cordon ombilical ;

6° La présence de plusieurs enfants dans la matrice.

Nous ferons remarquer, en terminant l'énumération des causes de l'accouchément contre nature, que les unes apportent un obstacle mécanique à la sortie de l'enfant hors des parties de la mère, tandis que les autres ne s'opposent nullement à la progression du fœtus à travers la filière du bassin ; mais elles consistent en des accidents et des infirmités tels qu'ils compromettraient la vie de l'enfant ou de la mère, ou des deux êtres en même temps, si l'accouchement était livré aux seuls efforts de la nature.

QUELLES SONT LES PRÉCAUTIONS A PRENDRE AVANT D'OPÉRER?

Lorsque l'indication de terminer un accouchement se présente, quel qu'en soit la nature, l'accoucheur doit en faire part aux parents de la femme, leur dire les motifs qui l'engagent à agir, en leur donnant connaissance des dangers que courent l'enfant et la mère ; mais qu'il les laisse surtout ignorer à cette dernière ; qu'il s'applique au contraire à gagner sa confiance et à la tranquilliser, en lui faisant comprendre les avantages de la manœuvre qu'il va exécuter.

Si le cas est grave, il fera bien, pour mettre sa responsabilité à couvert, de réclamer l'assistance d'un confrère.

QUELLE EST LA POSITION A DONNER A LA FEMME POUR OPÉRER ?

La femme doit être couchée sur le dos, en travers du lit, le siége avancé sur le bord de celui-ci, les cuisses et les jambes à demi fléchies et maintenues par des aides ; la tête, ainsi que le haut de la poitrine, soutenus par des oreillers. Pour que le siége ne s'enfonce pas, il est bon de placer une planche ou un registre à son niveau, au dessous du premier matelas et parallèlement à celui-ci. D'un autre côté, pour opérer commodément, le lit doit être à hauteur d'appui, c'est-à-dire que sa hauteur doit être proportionnée à la taille de l'accoucheur, chose qu'il est souvent facile d'obtenir en faisant entrer un matelas de plus ou de moins dans sa composition.

Quant à l'opérateur, il doit toujours être placé entre les cuisses de la femme, à genoux, assis ou debout, suivant les circonstances ; cette dernière position est préférable, surtout s'il faut déployer une grande force.

QUELS SONT LES SOINS QUI REGARDENT L'ACCOUCHEUR AVANT ET PENDANT L'OPÉRATON ?

Avant tout, l'accoucheur doit garder son sang-froid, pour que la femme, qui a soin de lire sur sa figure, ne s'aperçoive pas des dangers qu'elle court. S'il s'agit seulement d'aller chercher les pieds ou les genoux il peut se contenter de relever ses manches, mais lorsqu'il doit aller plus avant dans les parties de la femme, comme, par exemple, pour faire une version , il est nécessaire qu'il ôte son habit, afin de pénétrer plus à l'aise et de manœuvrer plus facilement.

Du reste, dans tous les cas, il fera bien de placer un tablier devant lui, s'il veut garantir ses vêtements. Il doit encore, avant de commencer, se munir d'eau chaude, d'eau froide, d'eau de Cologne ou de fleur d'oranger, de vinaigre, de serviettes et des instruments nécessaires, s'il s'agit d'un accouchement instrumental.

ONDOIEMENT OU BAPTÊME PROVISOIRE. — Quand l'accoucheur craint que l'enfant ne meure pendant la manœuvre, il doit, si les parents le désirent, lui donner le baptême provisoire. Pour cela, il verse de l'eau en forme de croix sur la partie qui se présente la première, et il prononce ces mots : *Enfant, je te baptise au nom du Père, du Fils et du Saint-Esprit.* Quand il pense qu'il est mort, il ajoute : *Si tu es vivant;* et dans le cas de monstruosité : *Si tu es digne du baptême.*

1er Ordre.

ACCOUCHEMENT MANUEL, proprement dit.

L'accouchement que l'on termine à l'aide de la main seule comprend trois genres, savoir :

1° Accouchement artificiel dans la présentation de l'extrémité pelvienne ;

2º Accouchement artificiel dans la présentation du tronc;

3º Accouchement artificiel dans la présentation de l'extrémité céphalique.

A. 1ᵉʳ GENRE.—PRÉSENTATION DU PELVIS.

Ce genre d'accouchement comprend les présentations : des pieds, des genoux et des fesses.

RÈGLES GÉNÉRALES à suivre dans la manœuvre de l'accouchement par le pelvis : 1º Quelque soit le nombre de positions admises à l'occasion de l'accouchement spontané, elles peuvent toutes se réduire à deux pour le manuel opératoire : l'une pour la *moitié gauche* et l'autre pour la *moitié droite du bassin* de la femme, et encore toutes celles du même côté se transforment-elles en une *lombo* ou *calcanéo-cotyloïdienne* correspondante; 2º Toutes les fois que l'on a à terminer un accouchement dans une présentation du pelvis quelqu'en soit la nature (*pieds, genoux, fesses*), il faut commencer par dégager les membres abdominaux avant de chercher à extraire le tronc de l'enfant, après quoi le manuel opératoire est le même;

3º Pour cela il faut se servir de la main, qui, par sa face palmaire, correspond aux talons (*présentation des pieds* (à la face antérieure des jambes (*présentation des genoux*), et à la face postérieure des cuisses relevées sur l'abdomen (*présentation des fesses*); ainsi, toutes les fois que l'on a affaire à une position latérale gauche

des pieds et des genoux ou à une latérale droite des
fesses, soit antérieure diagonale, soit postérieure diagonale, soit directe et transversale, c'est-à-dire à une
calcanéo ou *tibio-lotérale* gauche (*pieds et genoux*) et à
une *sacro-latérale* droite (*fesses*), comme dans tous ces
cas les talons, les tibia et la face postérieure des cuisses regardent un des points de la moitié latérale gauche du bassin de la femme, on dégage ces membres
avec la main droite.

Réciproquement. — Toutes les fois que les talons, les
tibia et la face postérieure des cuisses correspondent
à un des points de la moitié droite du bassin, c'est-à-
dire lorsqu'il s'agit d'une position *calcanéo-tibio-latérale*
droite ou d'une *sacro-latérale* gauche, on se sert de la
main gauche pour dégager les membres.

On voit d'après ce qui précède que la main droite
dégage les membres pelviens dans les : première, quatrième (cinquième de *Baudelocque*) positions diagonales,
et dans la directe et transversale gauche des pieds et
des genoux, ainsi que dans les : deuxième et troisième
(quatrième de *Baudelocque*) positions diagonales et
transversale droite des fesses, tandis que la main
gauche dégage ces mêmes parties dans la deuxième, troisième diagonale et transversale droite des pieds et des
genoux, ainsi que dans la première, quatrième diagonale et transversale gauche des fesses.

Nous ajouterons toutefois que, pour les pieds seulement, on peut sans inconvénient violer cette règle et
se dispenser du choix de la main.

1re ESPÈCE. — PRÉSENTATION DES PIEDS.

MANUEL OPÉRATOIRE. — Dans la présentation des pieds, comme dans toutes celles du pelvis, la manœuvre se divise en *trois temps* :

Le premier comprend l'introduction de la main dans les parties de la femme ; le second, le dégagement des membres abdominaux ; le troisième enfin, l'extraction du tronc de l'enfant.

Ici il n'y a pas de version proprement dite à faire.

PREMIER TEMPS. — Quelles sont les règles à suivre pour l'introdutcion de la main ?

Il faut : 1° l'enduire d'un corps gras, pour que l'introduction en soit plus facile et par cela même moins douloureuse pour la femme, ainsi que pour éviter la contagion de certaines maladies dont les organes sexuels pourraient être atteints ;

2° L'introduire dans le vagin par un léger mouvement de rotation en suivant l'axe de la vulve, c'est-à-dire d'avant en arrière, après avoir réuni les doigts en forme de cône ;

3° Pénétrer dans la matrice dans la direction de l'axe du détroit abdominal, c'est-à-dire de bas en haut et d'arrière en avant, et cela toujours dans l'intervalle des contractions utérines ; s'arrêter chaque fois qu'elles se manifestent et recommencer immédiatement après.

DEUXIÈME TEMPS.—DÉGAGEMENT DES MEMBRES

1re position ou calcanéo-latérale gauche comprenant les : { Calcanéo-cotyloïdienne · Calcanéo-sacro-iliaque gauches. · Calcanéo-transversale

Dans cette position on va chercher les pieds avec la main droite. Après l'avoir introduite dans les parties de la femme, d'après les règles établies plus haut, on place l'indicateur entre les jambes, au-dessus des malléoles internes, tandis qu'on applique le pouce sur le côté externe du pied gauche qui est en avant et les trois derniers doigts sur le côté externe du pied opposé de manière à embrasser les talons avec la paume de la main, et on les entraîne à la vulve en suivant la direction des axes du bassin.

TROISIÈME TEMPS. — EXTRACTION DU TRONC.

Une fois que les pieds sont dégagés, pour éviter qu'ils ne s'échappent à cause des mucosités et du corps gras qui les enduisent, on les enveloppe d'un linge sec, et on saisit le membre *droit* (qui est en arrière) avec la main droite, le membre *gauche* (qui est en avant) avec la main gauche, pour tirer successivement sur les pieds, sur le bas, puis sur le haut des jambes , sur le bas , puis sur le haut des cuisses, jusqu'à ce que les fesses apparaissent à la vulve.

Première remarque. —Ces tractions doivent se faire pendant les contractions utérines (à moins qu'on n'agisse dans un cas d'inertie de cet organe) et autant que possible dans la direction de l'axe du détroit abdominal, c'est-à-dire vers la commissure postérieure.

Deuxième remarque. — Pendant que l'on tire sur les membres de l'enfant, il faut éviter que la face ne vienne en avant sous les pubis; pour cela, on a soin de maintenir les talons dirigés vers la cavité cotyloïde gauche ou partie antérieure de la cuisse gauche de la femme et les orteils vers la symphyse sacro-iliaque droite. C'est dans ce but que l'on conseille de saisir les membres avec la main homonyme, parce qu'il est beaucoup plus facile d'observer cette règle que si l'on se servait de la main opposée de nom.

Troisième remarque. — S'il s'agit de terminer dans une position *calcanéo-transversale* ou dans une *diagonale-postérieure gauche* (cinquième de Baudelocque), il faut, pendant l'extraction du fœtus, la transformer en une *diagonale-antérieure* ou calcanéo-cotyloïdienne gauche, c'est-à-dire ramener le dos de l'enfant en avant et à gauche, tandis qu'on dirige la face en arrière et à droite, en lui imprimant un mouvement de torsion d'arrière, en avant et de gauche à droite. On y parvient en portant à droite le membre pelvien qui est en avant, et en tirant un peu plus sur lui que sur celui qui est en arrière que l'on dirige en même temps en dehors et à gauche du bassin de la femme.

Aussitôt que les fesses sont arrivées au passage, on cesse les tractions pour s'assurer de l'état du cordon ombilical qui pourrait être tiraillé; pour cela on saisit les membres avec la main droite, on les relève vers la partie antérieure de la cuisse gauche pour avoir plus de place en arrière et à droite de la vulve, on glisse l'indicateur et le médius de la main gauche sur le ventre de l'enfant vers l'ombilic, on place le cordon entre les deux doigts et on fait des tractions sur la portion placentaire pour en former une anse à l'extérieur. Quand le cordon passe entre les cuisses du fœtus, on tire sur la portion qui remonte le long du dos pour en former également une anse dans laquelle on fait passer la jambe qui est en arrière. Si, dans l'un comme dans l'autre cas, le cordon est tiraillé, et qu'il ne puisse pas être relâché, soit parce qu'il est trop court, soit parce qu'il est entortillé autour du col ou du tronc de l'enfant, on en fait la section, on en froisse le bout qui tient à l'ombilic et l'on se hâte de terminer l'accouchement.

Toutes ces précautions ayant été observées, on reprend l'extraction du fœtus en suivant les règles déjà prescrites; mais aussitôt que les hanches ont franchi la vulve, c'est-à-dire au moment où les épaules commencent à traverser le détroit abdominal du bassin maternel, au lieu de continuer de tirer en bas et en arrière sur les membres pelviens, ce qui ne pourrait se faire sans agir trop fortement sur la colonne vertébrale, et par cela même sur la moelle épinière, on tire immédiatement sur les fesses en leur faisant exécuter un mouvement d'élévation et d'abaissement dans la direction du diamètre qui va de la cavité cotyloïde droite à la symphyse sacro--iliaque gauche (*diagonal droit*) et jamais dans le sens transversal ni antéro-postérieur. Pour cela faire, on place la paume de la main gauche sur la hanche gauche qui est en avant, la paume de la main droite sur la hanche droite qui est en arrière, les doigts dirigés vers les cuisses et non vers le ventre de l'enfant, afin de ne pas comprimer les viscères contenus dans cette cavité et notamment le foie qui est très-friable et très-volumineux à cette époque de la vie; ou bien encore on place les deux pouces sur la région sacrée, et les autres doigts allongés sur la partie supérieure des cuisses et le long de la branche horizontale des pubis. L'enfant ayant été saisi de l'une ou de l'autre de ces deux manières, on le porte d'abord vers la partie antérieure de la cuisse droite, puis vers la partie postérieure de la cuisse gauche, et on continue ainsi les mouvements d'élévation en avant et à droite et d'abaissement en arrière et à gauche, parallèlement au diamètre diagonal droit, jusqu'à ce que les aisselles arrivent à la vulve. Ces mouvements doivent être étendus, mais faits avec beaucoup de modération.

Lorsque les choses en sont là, une question se présente : Faut-il ou ne faut-il pas dégager les membres thoraciques plus ou moins relevés sur les côtés de la tête avant de procéder à l'extraction de cette dernière ? Quelques accoucheurs prétendent qu'il vaut mieux ne pas dégager les bras, parce qu'étant ainsi appliqués sur les parties latérales de la tête, ils servent de guide à cette partie et préviennent le resserrement du col utérin sur le col de l'enfant ; mais comme, d'une part, cette crainte est exagérée, et que, d'autre part, la présence des bras dans le bassin gène considérablement l'extraction de la tête ; nous dirons, du reste, avec la plus grande partie des auteurs, qu'il faut toujours opérer leur dégagement avant de songer à celui de la tête.

Voici quels sont les règles à suivre à cet égard.

On doit toujours : 1° commencer par dégager le membre qui est en arrière du bassin, afin de permettre à la tête de se reporter vers le sacrum, et, par cela même, avoir plus de place ensuite pour dégager celui qui est avant sous l'un des pubis ;

2° Se servir de la main qui correspond de nom au membre que l'on veut extraire, c'est-à-dire la main droite pour le membre droit, et la main gauche pour le membre gauche, parce que c'est la main homonyme qui permet de les fléchir plus commodément dans le sens de leur flexion naturelle (*plan antérieur*), précepte qu'il ne faut jamais violer si l'on ne veut s'exposer à luxer ou à fracturer ces membres. Pour cela, on place tout d'abord le pouce dans le creux axillaire, l'index et le médius sur la partie supérieure et externe du bras ; on abaisse fortement l'épaule en portant le membre de dehors en dedans vers la concavité du sacrum, puis on glisse les doigts jusqu'au pli de la saignée pour fléchir l'avant-bras sur le bras, et on entraîne le coude le premier à la commissure postérieure en faisant descendre le membre sur le devant du col et de la poitrine de l'enfant. Pendant que l'on extrait avec la main droite le membre droit qui est en arrière et à gauche dans la position qui nous occupe, on a soin de relever avec la main gauche le tronc de l'enfant vers le pli de l'aine droite, afin de donner plus de place à la main qui manœuvre dans les parties ; *et vice versâ* on l'abaisse en arrière et à gauche que l'on soutient de la main droite, tandis que la main gauche dégage le membre gauche qui est en avant et à droite. Du reste, on suit, pour le dégagement de celui-ci, la même règle que pour l'extraction du premier, en ayant toujours soin de le faire sortir à la commissure postérieure de la vulve. Toutefois, si l'on était appelé près d'une femme en travail lorsque déjà les aisselles sont à la vulve, dans une position postérieure non transformée en antérieure, c'est-à-dire le dos du fœtus étant en arrière du bassin, il faudrait dégager le membre gauche qui serait à gauche du bassin avec la main droite, et le membre droit qui serait à droite de cette cavité avec la main gauche, en l'abaissant d'arrière en avant sur le plan antérieur de l'enfant, pour amener le coude le premier à la commissure antérieure.

Quant au membre qui est en avant derrière l'un des pubis, il arrive quelquefois que son dégagement est très-difficile, quelque soit la position. Pour vaincre cette difficulté, M. Paul Dubois conseille d'imprimer au tronc de l'enfant un mouvement de rotation en sens opposé au chemin que l'on fait parcourir au membre que l'on dégage. Ainsi, dans une position calcanéo-antérieure gauche, par exemple, tandis qu'avec la main gauche on abaisse l'épaule gauche qui est en avant et à droite et qu'on la pousse d'avant en arrière et de droite à gauche vers le sacrum, on ramène le tronc derrière en avant et de gauche à droite avec la main droite.

Après avoir dégagé les membres thoraciques, il ne reste plus qu'à extraire la tête pour que l'accouchement soit terminé; on y procède de la manière suivante : On saisit les membres abdominaux avec la main gauche pour soulever le tronc de l'enfant, tandis que l'on introduit la main droite dans les parties de la femme et que l'on applique sur la face de l'enfant; on s'assure si la tête est convenablement placée, c'est-à-dire si le front regarde la symphyse sacro-iliaque droite. Dans le cas contraire, on le ramène vers ce point *(ce qui s'observe surtout, lorsque l'on a dû transformer une position transversale et postérieure diagonale en diagonale antérieure ou calcanéo-cotyloidienne gauche).* Cette précaution ayant été prise, on place deux doigts dans la bouche de l'enfant, sur les côtés du nez, sur le rebord des cavités orbitaires, sur le menton; en un mot, là où l'on peut, car il n'est pas toujours possible de choisir; on met ensuite le fœtus à califourchon sur l'avant-bras droit; puis, on glisse l'index et le médius

de la main gauche sur le col vers l'occiput, et l'on
fait exécuter à la tête : 1° un *mouvement* de flexion, en
tirant sur le menton ou toute autre partie de la face,
pendant que l'on pousse de bas en haut sur l'occiput,
et on l'entraîne dans l'excavation pelvienne en suivant
l'axe du détroit abdominal ;

2° Son *mouvement de rotation* ou de pivot pour ramener l'occiput de gauche à droite sous l'arcade des pubis et le front de droite à gauche dans la concavité du
sacrum ;

3° Son *mouvement d'extension* afin de lui faire franchir
le détroit périnéal. Pour cela, on maintient le menton
appliqué contre la poitrine, on tire en faisant exécuter à la tête quelques mouvements de latéralité pour
déplisser les rides de la membrane muqueuse du vagin et on relève fortement le tronc vers le mont de
Vénus.

Du reste, l'extraction étant achevée, on se comporte
comme après un accouchement naturel ; ainsi, on place
l'enfant transversalement entre les cuisses de la femme, le dos tourné du côté de la vulve, etc.

Quand l'extraction de la tête présente de grandes
difficultés, il est rationnel d'avoir recours à l'application du forceps.

<table>
<tr><td>2e POSITION ou calcanéo-
latérale droite com-
prenant les :</td><td>{</td><td>Calcanéo-cotyloïdienne
Calcanéo-sacro-iliaque droites.
Calcanéo-transversale</td></tr>
</table>

Le manuel opératoire, dans cette position, est absolument le même que celui que nous venons d'exposer dans la position latérale gauche, c'est-à-dire qu'il faut faire avec la main gauche, pour celle-ci, ce que l'on fait avec la main droite pour la première, et que les mouvements que l'on fait exécuter à l'enfant de gauche à droite, dans la calcanéo-latérale gauche, doivent être dirigés de droite à gauche dans la calcanéo-latérale droite et réciproquement.

Ainsi : 1° on va chercher les pieds avec la main gauche, on tire sur les membres abdominaux jusqu'à ce que les fesses arrivent au passage, et on s'assure de l'état du cordon ombilical avec la main droite, le tout en suivant les règles déjà établies. Lorsque les hanches ont franchi la vulve, on place la paume de la main droite sur la hanche droite, qui est en avant, la paume de la main gauche sur la hanche gauche, qui est en arrière, et on continue l'extraction de l'enfant en lui faisant exécuter des mouvements obliques, parallèlement au diamètre diagonal gauche que doivent traverser les hanches et les épaules, c'est-à-dire qu'on élève d'abord en avant de la cuisse gauche de la femme ; puis, on abaisse en arrière de la cuisse droite et ainsi de suite jusqu'à ce que les aisselles arrivent à la vulve ;

3° On dégage le membre thoracique gauche qui est en arrière avec la main gauche, le membre droit qui est en avant avec la main droite, et toujours d'après les règles connues ;

4° On porte la main gauche sur la face, on place le

fœtus à califourchon sur l'avant-bras, on glisse l'indicateur et le médius de la main droite sur le col vers l'occiput, et après avoir fait exécuter à la tête son mouvement de flexion, on ramène l'occiput de droite à gauche sous l'arcade pubienne ;

5° Enfin, on lui fait franchir le détroit inférieur par un mouvement d'extension, c'est-à-dire en tenant le menton contre la poitrine et en relevant le tronc vers le ventre de la femme.

Il va sans dire que s'il s'agit de terminer l'accouchement dans une *calcanéo-transversale* ou *calcanéo-sacro-iliaque droite*, il faut pendant les tractions transformer cette position en une *calcanéo-cotyloïdienne-droite*, c'est-à-dire qu'il faut ramener le dos de l'enfant en avant et à droite, et cela en tirant et en portant à gauche le membre droit qui est en avant tandis que l'on dirige à droite le gauche qui est en arrière.

POSITIONS DIRECTES ANTÉRO-POSTÉRIEURES
pubienne, sacrale.

En supposant que l'on ait affaire à une position calcanéo-pubienne et sacrale, le choix de la main devient inutile ; seulement, si l'on se sert de la main droite, on réduit tout d'abord la position *culcanéo-pubienne* en *calcanéo-cotyloïdienne gauche*, en portant les talons à gauche et en avant pour terminer ensuite comme dans celle-ci. Si, au contraire, on préfère la main gauche, on transforme en *calcanéo-cotyloïdienne droite*, et l'on se comporte comme si cette dernière position avait été primitive.

Dans la calcanéo-sacrale, la main droite transforme d'abord en *calcanéo-sacro-iliaque gauche*, puis en *calcanéo-cotyloïdienne gauche* ; la main gauche, au contraire, transforme en *calcanéo-sacro-iliaque droite*, puis en *calcanéo-cotyloïdienne droite*, et le reste de l'accouchement se termine comme si la position s'était montrée primitivement de cette manière.

Remarque sur les positions postérieures. — Nous avons vu plus haut qu'il est de règle de réduire les positions postérieures à l'une des positions antérieures diagonales. Cette opération est assez facile si on l'exécute aussitôt après la rupture des membranes. Mais, malheureusement, on arrive souvent auprès de la femme en travail, lorsque déjà depuis long-temps les eaux se sont écoulées, que le tronc est en partie sorti et que la matrice [est revenue sur elle-même fortement. Dans ce cas, au lieu de faire rouler le tronc de l'enfant sur son axe en agissant sur les membres abdominaux ; pour opérer cette transformation, certains accoucheurs conseillent d'introduire dans le bassin les quatre derniers doigts de chaque main, ceux de la main droite en arrière sur les lombes du fœtus, ceux de la main gauche en avant sur la poitrine, pour une position *sacro-iliaque gauche*, et *vice versâ* pour la *calcanéo-postérieure droite*, et l'une ou l'autre indifféremment pour une position *postérieure directe*. Cela fait, on refoule de bas en haut dans l'intervalle des contractions utérines, et l'on tire en bas aussitôt après en inclinant le dos de l'enfant vers l'une des cavités cotyloïdes (*gauche pour la position postérieure gauche* et *droite pour la position postérieure droite*) tandis que l'on ramène la poitrine vers le point opposé. Mais comme dans une pareille |occurence: 1° on risque de comprimer les viscères abdomiuaux ; 2° il est très-difficile, sinon impossible, de refouler le tronc et par cela même d'en opérer la transformation ; 3° et en supposant que l'on parvienne à porter le tronc en position antérieure, il arrive fréquemment que la tête ne participe pas à ce mouvement, ce qui détermine une torsion du col qui est très-dangereuse pour l'enfant. Il vaut mieux dégager tout d'abord les membres thoraciques et procéder ensuite à l'extraction de la tête, en ayant soin de ramener l'occiput en avant et le front en arrière; et encore si l'on éprouve trop de difficulté, il serait rationnel de recourir à l'application du forceps.

IIe ESPÈCE.— PRÉSENTATION DES GENOUX.

La présentation des genoux, de même que celle des pieds, n'étant qu'une espèce de la présentation du pelvis, une fois que les membres pelviens sont dégagés, la position se trouve réduite à une position correspondante des pieds; par conséquent le manuel opératoire est le même; mais comme, pour dégager les pieds ou plutôt les jambes, il peut se présenter deux cas, nous entrerons dans quelques détails. DES DEUX CHOSES L'UNE : ou bien les genoux sont encore mobiles au détroit supérieur, ou bien ils sont plus ou moins descendus dans l'excavation pelvienne et plus ou moins rapprochée de la vulve, lorsqu'il s'agit d'opérer.

A. Dans le premier cas, — on introduit dans le bassin la main qui, par sa face palmaire, correspond à la face antérieure des jambes (*main droite pour les positions latérales* gauches *et vice versâ*), on refoule le siége vers la fosse iliaque qui correspond de nom à la main introduite, on accroche les pieds et on les entraîne à la vulve en défléchissant les jambes; puis on se comporte comme si les pieds s'étaient présentés les premiers.

Remarque. — Si l'on a affaire à l'une des *positions directes tibio-pubienne, tibio-sacrale,* le choix de la main devient inutile; seulement la main droite commence par transformer en position *tibio-latérale gauche,* en portant les tibia de ce côté, et la main gauche en *tibio-latérale droite,* pour se comporter ensuite comme si ces positions avaient été primitivement latérales. La main doit être en pronotion derrière les pubis pour la position *tibio-pubienne,* et en supination pour la *tibio-sacrale.*

Dans le second cas, c'est-à-dire hors que les genoux sont plus ou moins engagés dans le bassin ou même immobiles au détroit supérieur, comme il n'est plus possible de refouler le siége, il faut placer l'index de la main droite dans le pli du jarret droit qui est en arrière (*positions tibio-latérales gauches*) ou bien le crochet du manche du forceps si la première ne suffit pas ; l'index de la main gauche dans le pli du jarret qui est en avant sous les pubis pour faire des tractions sur ces parties,

13.

et toujours dans la direction des axes du bassin, jusqu'à ce que les jambes soient dégagées ; après quoi on continue l'extraction de l'enfant comme si on avait eu affaire primitivement à une position correspondante des pieds ; *et vice versâ* dans la position *tibio-latérale droite* : ainsi on place l'index de la main gauche ou le crochet du forceps dans le pli du *jarret gauche* qui est en arrière et l'indicateur de la main droite dans le pli du jarret droit qui est en avant, on fait des tractions sur ces membres jusqu'à ce que les jambes soient dégagées, et alors la position se trouvant réduite à une position latérale droite des pieds, on se comporte comme dans celle-ci.

S'il s'agit d'une des positions directes *tibio-pubienne* ou *sacrale*, on peut, pendant les tractions sur les genoux, chercher à ramener le dos vers l'une des cavités cotyloïdes, c'est-à-dire transformer en une position *tibio-antérieure diagonale*.

IIIᵉ ESPÈCE. — PRÉSENTATION DES FESSES.

Dans la présentation du siége, de même que dans celle des genoux, une fois qu'on a dégagé les membres pelviens, la position se trouve réduite à une position correspondante des pieds ; aussi le manuel opératoire est-il le même que dans celle-ci, c'est-à-dire que le tronc du fœtus doit être extrait en suivant les règles établies à l'occasion de la manœuvre dans la présentation des pieds.

Nous n'avons donc qu'à étudier la manière de déga-

ger les membres abdominaux. Ici, comme dans la présentation des genoux, il peut se présenter dans le dégagement de ces parties, tantôt l'une, tantôt l'autre, des indications suivantes : ou bien les fesses sont encore mobiles au détroit supérieur, ou bien elles sont plus ou moins descendues dans l'excavation pelvienne, lorsqu'il y a urgence de terminer l'accouchement.

Dans le premier cas, on commence par refouler le siége pour dégager les membres. Pour cela, on introduit la main gauche à droite du bassin, *dans la position sacro-latérale gauche*; la main droite à gauche de cette cavité dans la *position sacro-latérale droite*, on saisit la présentation à pleine main, on la refoule vers la fosse iliaque qui correspond de nom à la main introduite, on glisse cette dernière, les doigts allongés le long de la face postérieure des membres jusqu'aux pieds, on les accroche tous les deux, si c'est possible, et on les entraîne à la vulve, en fléchissant les jambes sur les cuisses, et en allongeant ces dernières. Si on ne peut les entraîner tous les deux à la fois, on les dégage l'un après l'autre, mais en suivant certaines règles que voici : Comme ces membres sont assez souvent croisés, il faut entraîner le premier, celui qui est au devant de l'autre, en ayant soin de le faire glisser sur ce dernier, de dehors en dedans, c'est-à-dire dans le sens de l'adduction, afin d'éviter de le luxer ou de le fracturer. Quand ce membre est dehors des parties, on l'y fixe à l'aide d'un lac, et l'on s'en sert comme d'un guide pour aller à la recherche de l'autre, que l'on entraîne à son tour en suivant les mêmes principes que pour le dégagement du premier.

Remarque. — Dans le cas où l'on éprouve trop de difficultés pour aller chercher le second membre, il faut y renoncer et se borner à tirer sur celui que l'on a déjà extrait; mais aussitôt qu'il est possible d'accrocher le pli de l'aine de celui qui n'a pas été dégagé, on y place l'index d'une main pour tirer sur cette partie et seconder ainsi les tractions faites avec l'autre main sur le membre premier saisi.

A notre avis, il serait plus prudent de se comporter ainsi toutes les fois que l'on n'aurait pu, du premier coup, entraîner simultanément les deux membres.

Si la position est une *sacro-transversale* ou bien une *sacro-postérieure gauche diagonale,* on commence par transformer en position *sacro-cotyloïdienne* du même côté avant de songer à dégager les membres. Ainsi, on introduit la main gauche dans le bassin, on empoigne les fesses en fixant le pouce sur la hanche gauche (qui est en avant) et les quatre derniers doigts sur la hanche droite, on dirige le sacrum ou les lombes vers la cavité *cotyloïde gauche* et les cuisses relevées sur le ventre de l'enfant vers la symphyse sacro-iliaque droite; puis, on procède au dégagement des membres pour terminer l'accouchement comme si la position avait été primitivement *lombo-antérieure gauche.*

Réciproquement, dans les positions *sacro-latérales*

droites, on introduit la main droite à gauche du bassin, on refoule vers la fosse iliaque droite, on transforme la position *postérieure diagonale* et *transversale droite* en *sacro-cotyloïdienne droite,* en suivant toujours les principes établis à l'occasion du manuel opératoire dans les positions précédentes, c'est-à-dire que, pour les positions *sacro-latérales droites,* on fait avec la main droite ce que la main gauche a fait pour les *sacro-latérales gauches.* Il serait donc superflu de donner de plus amples détails, puisque nous n'aurions qu'à nous répéter.

Lorsque les membres sont dégagés, on termine l'accouchement comme dans une *calcanéo-antérieure droite.*

Remarque. — S'il s'agit de terminer l'accouchement dans une des positions directes *sacro-pubienne* et *sacro-acrale* admises par la majeure partie des accoucheurs, le choix de la main devient inutile, mais alors, la main droite transforme en position *sacro-latérale droite,* la main gauche en *sacro-latérale gauche,* et le reste du manuel s'exécute comme si la position avait été primitivement latérale.

Ainsi, 1° dans une position *sacro-pubienne,* après avoir saisi les fesses comme il a été dit ailleurs, avec la main en supination, la droite, si c'est elle que l'on a introduit dans les parties de la femme, dirige le sacrum ou les lombes de l'enfant vers la *cavité cotyloïde droite* et les membres pelviens vers la symphyse sacro-iliaque gauche, tandis que la main gauche dirige le plan postérieur du fœtus *vers la cavité cotyloïde gauche* et le plan antérieur vers la symphyse sacro-iliaque droite ;

2° Dans la position *lombo-sacrale,* la main droite, en pronation, dirige le sacrum, d'abord , vers la *symphyse sacro-iliaque droite,* puis, *transversalement à droite,* puis, enfin, vers la cavité *cotyloïde droite,* tandis que la main gauche dirige cette même partie, d'abord, en *arrière et à gauche,* puis, *transversalement,* puis, enfin, en *avant et à gauche.* Cette transmutation étant opérée, on va à la recherche des pieds, on dégage les membres et on achève l'accouchement comme dans une des positions calcanéo-cotyloïdiennes droite ou gauche.

B. Dans le second cas, c'est-à-dire lorsque les fesses ont franchi le détroit abdominal et sont plus ou moins descendues dans l'excavation du bassin, comme il n'est plus possible de refouler, la matrice étant revenue sur elle-même et embrassant plus ou moins fortement l'enfant, il faut entraîner au dehors les fesses et les membres abdominaux tout à la fois, c'est-à-dire qu'il faut faire sortir l'enfant en double jusqu'à ce que les membres soient complétement dégagés. A cet effet, on procède ainsi qu'il suit :

1° Dans toutes les *positions sacro-latérales gauches,* on place l'indicateur de la main droite ou le crochet mousse du manche du forceps, si le premier est insuffisant sur le pli de l'aine droite, qui est en arrière et à l'index de la main gauche sur le pli de l'aine gauche, qui est en avant, on tire dans la direction de l'axe du détroit supérieur d'abord, puis, à mesure que les parties franchissent la vulve, on les relève en avant et à droite et on dégage les pieds. Mais si la position est une *transversale* ou une *postérieure gauche*, il faut, en même temps, que l'on entraîne le siége au dehors, faire exécuter au tronc un mouvement de pivot qui ramène le *sacrum en avant et à gauche*, c'est-à-dire qu'il faut réduire en sacro-cotyloïde gauche pour terminer ensuite comme dans celle-ci ;

2° Réciproquement, dans toutes les positions *sacro-latérales droites*, on glisse l'indicateur de la main gauche ou le crochet mousse du manche du forceps dans le pli de l'aine gauche, qui est en arrière, et l'index de la main droite dans celui qui est en avant, et on se comporte comme il vient d'être dit à l'occasion des positions précédentes, en ayant soin de transformer les positions *transversale* et *postérieure droites* en antérieure, pour terminer enfin l'accouchement comme si la présentation avait été primitivement une *lombo-cotyloïdienne droite ;*

3° Si la position est une antéro-postérieure *pubienne* ou *sacrale*, il est bien entendu qu'il faut la réduire en une lombo-cotyloïdienne droite ou gauche.

Lorsque le pelvis se présente, quels sont les cas qui réclament la terminaison de l'accouchement à l'aide de la main seule ?

On doit se décider à extraire l'enfant avec la main

toutes les fois que le bassin de la femme étant bien conformé et le fœtus d'un volume ordinaire, il survient un des accidents suivants : hémorrhagie, éclampsie, syncopes, inertie de la matrice, épuisement des forces de la femme, chute prématurée et rupture du cordon (si l'enfant vit encore) ; ou bien lorsque la femme est affectée d'un anévrisme du cœur ou des gros vaisseaux, d'une hernie étranglée ou qui menace de le devenir, d'une hydropisie ascite, d'un asthme, etc., parce que, dans ces circonstances, on ne pourrait livrer l'accouchement aux seules forces de la nature sans compromettre la vie de l'enfant et de la mère.

On est encore obligé d'agir lorsque dans une présentation des pieds et des genoux, ces derniers viennent à appuyer contre un des points des parois du bassin, tandis que les premiers reposent sur le point opposé, de manière à ce que toute progression devienne impossible ; mais dans ce cas on se borne à aller chercher les pieds et à les entraîner à la vulve pour laisser ensuite l'accouchement se terminer seul, à moins qu'il n'y ait complication d'une des causes précédemment indiquées.

Il peut aussi arriver que l'une des fesses se présente tandis que l'autre est retenue ou arc-boutée contre le détroit abdominal. Il faut alors chercher à ramener les deux au centre de l'excavation et laisser ensuite la nature agir seule.

Bien entendu que dans le cas d'étroitesse du bassin

ou du volume trop considérable du fœtus, ce n'est pas à la main seule qu'il faut recourir pour terminer l'accouchement, car il n'est pas donné à cette dernière de pouvoir agrandir la capacité de cette cavité osseuse ou diminuer le volume de l'enfant.

IV° Genre.

PRÉSENTATION DU TRONC OU TORSE.

Le tronc de l'enfant peut se présenter à l'orifice de la matrice par ses plans *antérieur, postérieur,* et *latéraux droit, gauche.*

La présentation du plan *antérieur* ou *sternal* est et doit être très-rare; en effet, pour qu'elle puisse avoir lieu, il faut que le fœtus au lieu d'être pelotonné, soit au contraire étendu et même renversé sur son plan dorsal, ce qui est très-difficile à concevoir.

La présentation du plan *postérieur* est un peu plus fréquente, et encore n'est-elle jamais bien franche. Celle des plans *latéraux* est sans contredit la plus commune; nous pourrions même ajouter que toutes les présentations du tronc se réduisent à celle des épaules. Toutefois, comme la science possède quelques exemples de présentations des plans *antérieur* et *postérieur,* nous décrirons le manuel opératoire dans chacune d'elles ; seulement nous ne regarderons comme présentations du tronc que celles du *sternum.* du *dos* et des *épaules ;* toute autre région de la surface du corps devant être ralliée à une présentation déviée de la tête ou du pelvis.

Lorsque l'enfant se présente par le torse, l'accouchement spontané à terme paraît au premier abord physiquement impossible, car dans ce cas le diamètre occipito-coccygien qui mesure la longueur de l'ovoïde fœtal est perpendiculaire ou tout au moins oblique au lieu d'être parallèle à l'axe du détroit abdominal du bassin de la femme, et alors ce même diamètre est en rapport avec l'un des diamètres de cet orifice dont il dépasse les dimensions presque des deux tiers. Cependant, malgré ces rapports on ne peut plus désavantageux, il est des cas fort exceptionnels, à la vérité, dans lesquels il s'opère pendant le travail une *mutation* ou *évolution* qui permet à l'accouchement de se terminer par les seules forces de la nature. Voici comment les choses se passent :

A. Tantôt le tronc du fœtus se déplace en totalité, de telle sorte que l'une des extrémités de l'ovoïde fœtal remonte vers le fond de l'utérus en entraînant la partie du tronc (*sternum, dos, épaules*) qui occupe l'orifice de cet organe, tandis que l'autre extrémité descend, s'engage, dans l'excavation du bassin et sort la première. Cette mutation prend le nom de *version spontanée* que l'on divise en :

1° *Version céphalique*, lorsque la tête descend dans l'excavation, tandis que le pelvis remonte ;

2° *Version pelvienne*, quand au contraire c'est le pelvis qui vient prendre la place du tronc, s'engage dans l'excavation et sort le premier.

B. Tantôt la partie qui se présente ne se déplace pas; elle reste fixe, tandis que l'une des extrémités de l'ovoïde s'engage dans le bassin, arrive à la vulve et sort avant la présentation du tronc. Ce phénomène est désigné sous le nom *d'évolution proprement dite*; on la divise, comme la version spontanée, en *évolution céphalique* ou *pelvienne*, suivant que c'est l'une ou l'autre de ces deux extrémités qui vient sortir la première.

La version spontanée et l'évolution du pelvis sont plus fréquentes que celles de la tête.

ÉVOLUTION CÉPHALIQUE. — Cette espèce d'évolution est très-rare; elle ne peut se montrer que lorsque la tête de l'enfant est peu volumineuse ou le bassin de la femme trop grand.

MÉCANISME. —Sous l'influence des contractions utérines, la partie du tronc (*sternum. dos, épaules*) qui se présente à l'orifice de la matrice, descend dans l'excavation du bassin jusque vers la vulve où bientôt elle reste immobile, tandis que la tête descend à son tour du col vers le vertex et vient enfin franchir le détroit inférieur sans que la présentation du tronc quitte l'excavation.

ÉVOLUTION PELVIENNE. — Cette dernière espèce d'évolution est la plus commune de toutes et se rattache le plus souvent à une présentation de l'épaule.

MÉCANISME. — Pour bien le saisir, nous désignerons une position, la première de l'épaule gauche par exemple, c'est-à-dire position dans laquelle la tête est à gau-

che du bassin et le plan abdominal en avant. La matrice agissant sur le tronc de l'enfant qui est placé en
travers du détroit abdominal, le force à se ployer de
manière à former une courbe dont la convexité est représentée par le plan latéral gauche qui regarde l'excavation du bassin, et la concavité par le côté droit
qui est dirigé en haut; la tête s'incline sur l'épaule
droite et la hanche droite sur le flanc du même côté,
disposition qui permet à l'épaule gauche de descendre
et d'arriver à la vulve par un mouvement de rotation
ou de pivot d'arrière en avant, qui ramène la tête au-
dessus de la branche horizontale du pubis gauche et
le pelvis au devant de la symphyse sacro-iliaque droite.
A partir de ce moment, l'épaule ne pouvant pas aller
plus loin, retenue qu'elle est par la tête; le côté du col,
la clavicule et l'acromion prennent un point fixe sous
le pubis, tandis que les contractions utérines portant
essentiellement sur le pelvis, forcent le tronc à descendre du thorax vers les membres pelviens le long de la
face postérieure du bassin, en poussant au devant de lui
le membre thoracique gauche, et l'on voit se dégager
successivement en arrière de la vulve et se dérouler à
l'extérieur, d'abord le bras, l'avant-bras et la main,
puis le côté gauche de la poitrine, le flanc gauche, la
hanche correspondante et enfin toute la longueur des
membres abdominaux; après quoi il ne reste plus dans
les parties de la femme que la tête et le membre thoracique droit qui sortent par le même mécanisme que si

l'extrémité pelvienne s'était présentée la première.

Mais puisque dans la présentation du tronc, l'accouchement spontané est possible ainsi que nous venons de le voir, quelle est donc la conduite à tenir dans un cas de ce genre ? A cette question nous répondrons qu'il ne faut jamais laisser la nature agir seule et qu'il faut toujours faire la version :

1° Parce que ces sortes d'accouchements ne peuvent se terminer qu'après des souffrances inouïes, une pression forte des organes maternels et un travail long-temps prolongé qui peut amener une hémorrhagie, l'éclampsie, la rupture de la matrice et autres accidents capables de compromettre la vie de la femme ;

2° Parce que les cas d'évolution spontanée sont si rares qu'on ne doit pas y compter, et que d'ailleurs, dans presque tous ceux observés jusqu'à cette heure, les enfants sont venus au monde privés de vie et souvent même ayant éprouvé un commencement de putréfaction. Nous concluons donc qu'on ne doit confier ces accouchements aux soins de la nature que lorsqu'on ne peut l'éviter, c'est-à-dire quand la version est devenue impossible par suite de la longueur du travail, et encore, dans ce cas, est-on obligé la plupart du temps d'avoir recours à l'embryotomie.

De la Version dans la présentation du torse.

Lorsqu'il s'agit de terminer un accouchement dans la présentation du tronc, la manœuvre comprend trois temps principaux, savoir :

1° L'introduction de la main dont les règles ont été établies ailleurs et que, par cela même, nous n'avons pas à examiner ici ;

2° *La mutation* ou *version proprement dite* ;

3° L'extraction de l'enfant,

Nous diviserons la manœuvre en : 1° *Accouchement artificiel* ou manuel opératoire dans la présentation du plan antérieur ;

2° *Accouchement artificiel*, ou manuel opératoire dans la présentation des plans latéraux,

3° *Accouchement artificiel*, ou manuel opératoire dans la présentation du plan postérieur.

Avant d'aller plus loin, nous dirons que toutes les fois que le tronc de l'enfant se présente à l'orifice de la matrice, quelque soient les rapports qu'il affecte avec le cercle pelvien supérieur, c'est-à-dire quelque soit le nombre des positions admissibles en théorie, on peut les réduire aux deux latérales *gauche* et *droite* pour le manuel opératoire ainsi :

1° Que la tête regarde la cavité cotyloïde, la symphyse sacro-iliaque ou directement la fosse iliaque gauche, par cela seul que l'extrémité céphalique correspond à un des points de la moitié gauche du bassin, le manuel opératoire restant le même dans ces trois cas, c'est toujours une *seule et même position* ou *céphalo-latérale gauche.*

Réciproquement toutes les fois que la tête est située à droite du bassin, soit obliquement en avant, en arrière ou directement à droite, la manœuvre restant la même dans tous ces cas, c'est toujours *une position céphalo-latérale droite.*

1re ESPÈCE. — PLAN ANTÉRIEUR OU STERNAL.

Diagnostic. — On reconnaît la partie antérieure de la poitrine à la présence des côtes, des espaces inter-costaux, du sternum et de la clavicule.

Quant à l'abdomen, en supposant qu'il se présente, on le reconnaîtra :

1° A la mollesse de ses parois qui sont bornées d'un côté par les crêtes iliaques et de l'autre par la base de la poitrine.

2° A la présence du cordon ombilical.

Diagnostic des positions du plan sternal.—Dans la première position ou *céphalo-latérale gauche,* les clavicu-les sont à gauche du bassin, tandis que les côtes et le sternum se dirigent vers le côté droit de cette même cavité.

Dans la deuxième position ou *céphalo-latérale droite,* les rapports de ces mêmes parties sont inverses, c'est-à-dire que les clavicules sont à droite, les côtes et le sternum à gauche du bassin.

Manuel opératoire : règles générales. — 1° Lorsque l'enfant se présente à l'orifice de la matrice par son plan antérieur, on introduit dans les parties de la femme la main qui correspond de nom à la position, c'est-à-dire la main gauche pour une céphalo-latérale gauche, par-ce que les pieds sont à droite, et on transforme en deuxième position du pelvis, c'est-à-dire en *lombo* ou *calcanéo-cotyloïdienne droite*, et la main droite pour une céphalo-latérale droite parce que les pieds sont à gauche, et on convertit en première position du pelvis ou *lombo-cotyloïdienne gauche*.

2° Pendant que l'une des mains va à la recherche des pieds, l'autre doit être appliquée sur les parois abdominales vers le fond de l'utérus où se trouvent les membres pelviens, puis, tandis que l'on entraîne les pieds vers l'une des cavités cotyloïdes, on la reporte vers le point où se trouve la tête pour la refouler vers la partie opposée à celle où l'on amène les pieds, c'est-à-dire que si l'on entraîne ces derniers en avant et à gauche avec la main droite, on refoule en même temps la tête en arrière et à droite avec la main gauche et *vice versâ*.

Cette dernière règle est applicable à toute version quelque soit la présentation et la position.

Ainsi, dans la première position ou céphalo-latérale gauche, on place le pouce sur le devant du thorax ou de l'épaule gauche et les quatre derniers doigts de la main gauche sur le derrière de ces parties, tandis que la main droite est appliquée sur le fond de l'utérus; on soulève le tronc en le portant au-dessus des pubis, on refoule la présentation vers la fosse iliaque gauche, puis on longe jusqu'aux fesses le côté gauche du fœtus qui est en arrière de la matrice; on accroche les pieds avec l'extrémité des doigts recourbés et on les entraî-

ne à la vulve en transformant cette première position
du plan antérieur en deuxiéme position du pelvis, c'est-
à-dire calcanéo ou lombo-cotyloïdienne droite.

Réciproquement dans la deuxième position ou céphalo-latérale droite, les pieds étant à gauche du bassin,
on introduit la main droite, on saisit le tronc comme
il vient d'être dit plus haut, on le soulève en le portant
au-dessus des pubis, on refoule vers la fosse iliaque
droite, on parcourt le plan latéral droit qui est en
arrière de l'utérus, on arrive aux fesses, on accroche
les pieds et on les entraîne à la vulve en transformant
cette deuxième position du plan antérieur en première
position du pelvis, c'est-à-dire calcanéo ou lombo-
cotyloïdienne gauche.

S'il arrivait qu'on ne put amener qu'un seul pied,
du premier coup, on y appliquerait un lac une fois au
dehors et on irait à la recherche de l'autre.

Telles sont les règles généralement admises pour faire
la version dans une présentation du plan antérieur ;
mais est-il toujours facile ou possible de les observer?
Nous répondrons oui, *sur le mannequin, dans un examen,*
non dans la *pratique sur la femme.* Dans ce dernier cas,
on fait le plus souvent comme l'on peut et non comme
l'on veut ; ainsi : 1° lorsqu'on ne peut glisser la main
entre la partie postérieure de la matrice et le fœtus,
pour parcourir son plan latéral qui est en arrière, on
longe son plan antérieur ; 2° si l'on éprouve des dif-

14.

ficultés pour arriver aux pieds, et que l'on rencontre les genoux, on entraine ces derniers.

PREMIÈRE REMARQUE. — Lorsqu'on a fait la version, il faut avoir soin de tirer un peu plus sur le membre qui est en avant, que sur celui qui est en arrière du bassin, jusqu'à ce que les hanches aient commencé à franchir le détroit supérieur suivant le diamètre diagonal droit, quand on a été chercher les pieds avec la main droite pour transformer en première des pieds ou du pelvis, et parallèlement au diagonal gauche, quand on manœuvre avec la main gauche pour convertir en deuxième des pieds ou calcanéo-cotyloïdienne droite et cela pour éviter que la face ne vienne en avant sous les pubis, ce qui arriverait presque toujours si on ne prenait cette précaution.

DEUXIÈME REMARQUE. — Quand une fois on a converti par la version une position du tronc en une position opposée du pelvis, c'est-à-dire *la première* en *seconde,* avec la main gauche, et la *deuxième* en *première,* avec la main droite ; on procède à l'extraction de l'enfant en suivant les règles établies dans le manuel opératoire de la présentation des pieds.

S'il s'agit de terminer dans une des positions antéro-postérieures, *céphalo-pubienne,* ou *céphalo-sacrale,* le choix de la main devient inutile ; seulement la main droite commence par transformer en *céphalo-latérale droite,* en poussant la tête à droite et le pelvis à gauche, et on termine ensuite comme si la position s'était présentée primitivement de cette manière, tandis que la main gauche (si l'on se sert de la main gauche), pousse la tête à gauche du bassin, pour terminer ensuite comme dans une position *céphalo-latérale gauche.*

Dans une position céphalo-sacrée, on se comporte de même, c'est-à-dire que, si on introduit la main droite, on porte le haut du thorax et la tête en arrière et à droite, et on termine comme dans une *céphalo-latérale droite,* tandis que la main gauche transforme en *céphalo-latérale gauche,* pour manœuvrer ensuite comme dans celle-ci.

Néanmoins, nous ajouterons qu'il vaut mieux manœuvrer avec la main dont on a l'habitude de se servir.

IIe ESPÈCE. — PLANS LATÉRAUX (droit, gauche.)

Toutes les présentations des parties latérales du tronc doivent être confondues avec celle de l'épaule : 1° parce que cette dernière est pour ainsi dire la seule présentation des plans latéraux qui apporte un obstacle à l'accouchement spontané, toute autre région latérale (*col et hanche*) se ralliant à une présentation déviée de la tête ou du pelvis, comme il a été dit plus haut ;

2° Parce qu'en supposant qu'une de ces dernières régions se présente et qu'il faille terminer l'accouchement, la manœuvre est la même que dans la présentation de l'épaule.

Si nous n'avions eu égard qu'à la fréquence des présentations du tronc, nous eussions dû évidemment commencer par parler de cette dernière ; mais comme pendant l'opération on est forcé de ramener le fœtus à une position du plan antérieur, nous avons cru plus méthodique de commencer par celle-ci ; de même que la présentation du dos devant être réduite à une présentation des plans latéraux, puis en celle du plan antérieur, sera décrite en dernier.

DIAGNOSTIC DE LA PRÉSENTATION DE L'ÉPAULE. — On reconnaît l'épaule à une tumeur arrondie, ferme, moins volumineuse et moins dure que la tête, moins grosse, mais presque aussi résistante que les fesses et circonscrite par l'épine de l'omoplate, l'acromion, la clavicule et le creux de l'aisselle.

DIAGNOSTIC DE LA POSITION. — On reconnaît la première position ou céphalo-latérale gauche de l'épaule, à ce que le creux de l'aisselle est dirigé à droite du bassin ; or, comme dans cette position, le plan antérieur de l'enfant regarde les pubis, si c'est le plan latéral gauche qui se présente, et le sacrum au contraire, si c'est le plan latéral droit, on diagnostïquera une *première position de l'épaule gauche*, toutes les fois que le creux axillaire étant dirigé à droite du bassin, la *clavicule* sera située derrière les pubis ; par cela même, on sera sûr d'avoir affaire à une *première position de l'épaule droite*, lorsque le creux de l'aisselle sera dirigé à droite, comme dans la position précédente, mais que la *clavicule* regardera la partie postérieure du bassin.

Réciproquement dans la deuxième *position* ou *céphalo-*

latérale droite des plans latéraux, le creux axillaire est dirigé du côté gauche du bassin, mais de telle sorte que la *clavicule est en avant,* si c'est l'épaule *droite* qui se présente, et regarde *en arrière,* au contraire, s'il s'agit d'une présentation de *l'épaule gauche.*

On voit, d'après ce qui précède, que le plan antérieur ou sternal du fœtus, regarde les pubis dans la première position de l'épaule gauche et la deuxième de l'épaule droite, tandis que ce même plan est tourné du côté du sacrum dans la première position de l'épaule droite et la deuxième de l'épaule gauche.

MANUEL OPÉRATOIRE. — Lorsqu'il s'agit de faire la version dans une présentation des plans latéraux, quelque soit la région (*col, épaules, hanches*), qui corresponde à l'orifice de la matrice, la manœuvre est la même; on introduit la main qui correspond de nom, à la présentation, c'est-à-dire la main droite pour le plan latéral droit, la main gauche pour le côté gauche. et on transforme en première du *pelvis* ou *calcanéo-cotyloïdienne gauche* avec la main *droite,* et en *deuxième* ou *calcanéo-cotyloïdienne droite* avec la main *gauche.*

Première position de l'épaule droite ou céphalo-latérale gauche. céphalo-iliaque gauche, acromio-ilium gauche (M. MOREAU).

On introduit donc la main droite suivant les régles connues, on la place en supination plus ou moins forcée, suivant que la tête est en arrière, transversalement ou en avant du bassin; on saisit la présentation en mettant le pouce sur le devant et les quatre derniers doigts sur le derrière du thorax ou de l'épaule qui se présente, on soulève le tronc en portant le dos au-dessus des pubis, c'est-à-dire qu'on cherche à coucher le fœtus sur son plan antérieur, on refoule vers la fosse iliaque droite, tandis qu'avec la main gauche, appliquée sur l'abdomen vers le fond de l'utérus, on porte ce dernier à gauche; puis, avec les doigts réunis, on longe le côté droit de l'enfant jusqu'aux fesses, on saisit les pieds, on les entraîne en avant et à gauche du bassin pour transformer en *calcanéo-cotyloïdienne gauche*, pendant que la main gauche repousse la tête en arrière et à droite. Lorsque *cette mutation est opérée*, on se comporte pour l'extraction de l'enfant comme s'il s'était présenté primitivement par les pieds.

PREMIÈRE REMARQUE. — Pour opérer la version dans la première position de l'épaule droite, comme les pieds sont à droite et doivent sortir à gauche, on est obligé de faire exécuter à l'enfant un cercle presque complet.

DEUXIÈME REMARQUE. — Si les eaux de l'amnios s'é- taient écoulées depuis long-temps, et que, par cela même, on éprouvât trop de difficulté pour terminer l'accouchement de cette manière, on pourrait, au lieu de *refouler à droite* pour faire sortir les pieds à gauche, *refouler à gauche* et entraîner les pieds en avant et à droite, pendant qu'avec la main gauche, appliquée sur les parois abdominales, on reporterait de bas en haut le tronc et la tête, en arrière et à gauche du bassin; ou bien encore on pourrait introduire la main gauche pour amener les pieds en calcanéo-cotyloïdienne droite comme dans une première position du plan antérieur. Dans ce cas, on soulève l'épaule d'arrière en avant au-dessus des pubis, tout en inclinant l'enfant sur son plan sternal, c'est-à-dire en le faisant rouler sur son axe occipito-coccygien, de manière à abaisser l'épaule gauche que l'on pousse d'avant en arrière avec la main droite appliquée sur les parois abdominales. Cette espèce de *mutation du plan latéral droit en présentation du plan antérieur* ayant été plus ou moins opérée, on refoule à gauche, on longe le plan latéral gauche ou le plan antérieur pour aller chercher les pieds ou les genoux, et on termine comme dans une première position du plan antérieur.

Troisième remarque. — Il faut avoir soin, ainsi qu'il a été dit à l'occasion de la manœuvre dans la présentation du plan antérieur, d'éviter que la face ne vienne en avant.

Deuxième position de l'épaule droite ou céphalolatérale droite, iliaque droite, acromio-ilium droite (M. MOREAU).

Ici, la manœuvre est plus facile parce que les pieds devant être ramenés en avant et à gauche du bassin, correspondent à la fosse iliaque gauche.

On introduit donc la main droite, on saisit la présentation comme il a été dit plus haut, on soulève l'épaule que l'on porte en arrière au-dessus du détroit abdominal pour débarrasser l'orifice de la matrice, on refoule vers la fosse iliaque droite, on longe le côté droit de l'enfant jusqu'aux fesses, on accroche les pieds et on les entraîne en *calcanéo-cotyloïdienne gauche*, pendant qu'avec la main gauche, appliquée sur le ventre de la femme, on repousse la tête en arrière et à droite.

Première position de l'épaule gauche ou céphalo-latérale gauche, iliaque gauche, acromio-ilium gauche.

Dans cette position, les pieds étant à droite du bassin et devant être ramenés en *calcanéo-cotyloïdienne droite* des pieds, le manuel opératoire est le même que dans la deuxième de l'épaule droite. Ainsi, on introduit la main gauche, on soulève l'épaule, on refoule à gauche, on parcourt le côté gauche de l'enfant, on accroche les pieds et on les amène en deuxième ou *calcanéo-cotyloïdienne droite du pelvis.*

Deuxième position ou céphalo-latérale droite de l'épaule gauche, acromio, ilium droite.

Pour celle-ci, le manuel opératoire ressemble en tout à celui de la première position de l'épaule droite; par cela même, il offre les mêmes difficultés. Ainsi, on introduit la main gauche, on saisit la présentation comme il a été dit ailleurs; on soulève l'épaule gauche en la poussant au-dessus des pubis, on refoule vers la fosse iliaque gauche, on longe avec les doigts réunis le côté gauche du fœtus; tandis que la main droite appliquée sur le fond de l'utérus , porte ce dernier à droite; on arrive aux pieds ou aux genoux, on les accroche et on les entraîne en avant et à droite du bassin pour transformer en *lombo-cotyloidienne droite du pelvis.* Mais pendant que la main gauche amène les pieds en avant et à droite du bassin, la main droite repousse la tête en haut, en arrière et à gauche.

Dans cette position, comme les pieds sont à gauche et doivent sortir à droite, si on éprouvait trop de difficultés pour faire décrire à l'enfant un circuit presque complet, on pourrait refouler à droite et amener les pieds à gauche en faisant rouler le fœtus de bas en haut et d'avant en arrière sur son axe occipito-coccygien ; ou bien , introduire la main droite, relever l'épaule gauche au-dessus des pubis, tout en inclinant le fœtus sur son plan antérieur; puis, on parcourrerait le côté droit, c'est-à-dire que l'on se comporterait comme dans une deuxième *du plan abdominal,* pour ramener les pieds en *calcanéo-cotyloïdienne gauche.*

Supposons maintenant que l'on rencontre une des positions directes antéro-postérieures admises par un grand nombre d'auteurs, et voyons quelle est la manœuvre. Lorsqu'un cas de ce genre se présente , on commence par transformer la position en une *céphalo-latérale,* et on se comporte ensuite comme *dans celle-ci.*

Ainsi, dans une position *céphalo-pubienne de l'épaule droite,* on introduit la main droite en supination , on **porte l'épaule et la tête à droite du bassin, tandis qu'on** ramène le pelvis à gauche avec la main gauche, appliquée sur le fond de l'utérus ; c'est-à-dire que l'on réduit la position *céphalo-pubienne* en une deuxième ou *céphalo-latérale droite*, et on se comporte ensuite comme si celle-ci avait été primitive.

Si, au contraire, la position est une *céphalo-pubienne* de l'épaule gauche, on introduit la main gauche et on fait avec celle-ci, pour cette présentation, ce qu'avec la main droite on a fait dans la même position de l'épaule droite, et on *termine par une deuxième des pieds*.

La tête est-elle située au-dessus et au niveau de l'angle *sacro-vertébral*; en d'autres termes, s'agit-il d'une position directe *céphalo-sacrale*, on introduit la main droite si c'est une position de l'épaule droite, et la main gauche si c'est l'épaule gauche, puis la main droite porte l'épaule et la tête à droite, et par cela même les pieds à gauche du bassin, c'est-à-dire qu'elle transforme en deuxième de l'épaule droite, pour terminer *par une première des pieds*, tandis que la main gauche transforme en *première* de l'épaule gauche, pour terminer par une deuxième des *pieds* ou *calcanéo-cotyloïdienne droite*.

PRÉSENTATION DE L'ÉPAULE avec sortie préalable du bras.

Lorsque le bras de l'enfant est au dehors dans une présentation des plans latéraux, on reconnaît la position aux rapports que la main affecte avec les parties de la famme, ainsi dans la première position ou *céphalo-la-*

térale gauche, quelque soit le côté de l'enfant qui se présente, le pouce regarde la cuisse gauche de la femme, mais de telle sorte que la face palmaire est *en avant* si c'est l'épaule gauche, et *en arrière*, si, au contraire, c'est l'épaule droite qui se présente.

Réciproquement dans la deuxième ou céphalo-latérale droite, le pouce regarde la cuisse droite de la femme et la face palmaire les *pubis* si c'est l'épaule droite qui se présente, et le *sacrum*, au contraire, quand c'est l'épaule gauche.

Il existe un second moyen de diagnostiquer la présentation des plans latéraux lorsque le bras est sorti, il consiste à saisir la main de l'enfant, comme lorsque l'on touche la main à quelqu'un, c'est-à-dire de manière à ce que les faces palmaires et les pouces se correspondent; et alors on a une présentation homonyme à la main qui fait l'opération, c'est-à-dire quand on obtient ce rapport avec la main droite on a affaire à une présentation de l'épaule droite, et *vice versâ*. Bien entendu que pour cette opération, l'accoucheur doit être placé en face de la femme.

Lorsque la présentation de l'épaule est compliquée de la sortie préalable du bras, la manœuvre reste la même que si la présentation du plan latéral était simple, seulement avant d'aller à la recherche des pieds, on a soin de placer un lac sur le poignet afin de pouvoir tenir ce membre appliqué sur le côté du tronc du fœtus, lorsqu'après la version on fait l'extraction de ce dernier.

IIIᵉ ESPÈCE.
PRÉSENTATION DU PLAN POSTÉRIEUR.

Diagnostic. — On reconnaît cette présentation à la présence des côtes, de la rangée des apophyses épineuses dorsales et des épines de l'omoplate. Si c'est une première position du dos, c'est-à-dire si la tête est dans la fosse iliaque gauche, l'épine de l'omoplate est située à gauche du bassin, tandis que les côtes et la rangée des apophyses épineuses se dirigent du côté droit de cette même cavité.

Dans la deuxième position ou céphalo-latérale droite, les rapports sont inverses.

Manuel opéaatoire. — Il existe deux manières de procéder à la terminaison de cet accouchement :

A. Dans le premier procédé, on introduit la main opposée de nom à la position, c'est-à-dire la *main droite pour une céphale-latérale gauche,* ou première, et la *main gauche* pour une *céphale-latérale droite,* ou deuxième ; on incline le fœtus sur le plan latéral qui est en arrière de la matrice, c'est-à-dire qu'avec la main droite on convertit la première position du dos en une première du plan latéral droit, et qu'avec la main gauche on transforme la deuxième en position correspondante du plan latéral gauche. Pour y parvenir, la main étant introduite en supination sur la présentation, on place le pouce sur le devant et les autres doigts sur le derrière de l'épaule qui regarde le sacrum. on tire sur elle de naut en bas et d'arrière en avant, tandis qu'avec autre main appliquée à plat sur l'abdomen, on pousse de bas en haut et d'avant en arrière le plan latéral qui est derrière les pubis, de manière à faire basculer le diamètre bis-acromial, tout en faisant rouler le fœtus sur son axe occipito-coccygien. Une fois que cette mutation est opérée, on continue l'opération comme il a été dit à l'occasion des plans latéraux.

Ainsi, dans la première du dos, la tête étant à gauche, on introduit la main droite, on convertit cette présentation en position correspondante du plan latéral droit en suivant les règles que nous venons d'établir, puis, on parcourt le plan latéral droit, on arrive aux pieds, on les saisit et on les entraîne en *calcanéo-cotyloïdienne gauche*, tandis qu'avec la main gauche, placée sur les parois abdominales, on repousse la tête en arrière à droite.

Réciproquement dans la deuxième position du dos, on introduit la main gauche, on transforme en position correspondante du plan latéral gauche pour manœuvrer ensuite avec cette main, comme avec la main droite dans la position précédente, mais en amenant les pieds en deuxième, ou calcanéo-cotyloïdienne droite.

B. Deuxième procédé. — Dans celui-ci, on introduit la main qui correspond de nom à la position, c'est-à-dire la *main droite* pour une *céphalo-latérale droite* et la *main gauche* pour une *céphalo-latérale gauche*, comme dans une présentation du plan antérieur.

Ainsi, dans la première position du dos ou céphalo-latérale gauche, on introduit la main gauche d'après les règles déjà établies, on saisit l'épaule gauche qni est derrière les pubis, on l'abaisse, on la refoule en arrière en faisant basculer le diamètre bis-acromial et en faisant rouler le fœtus sur son grand axe, de manière à transformer en *première position* de l'épaule gauche pour terminer ensuite comme dans celle-ci.

Réciproquement dans la deuxième, ou *céphalo-latérale droite*, on introduit la *main droite* et on se comporte ici avec cette main, comme on le fait avec la main gauche dans la position précédente, c'est-à-dire que l'on convertit en deuxième de l'épaule droite et on se comporte ensuite comme dans celle-ci pour amener les pieds en calcanéo-cotyloïdienne gauche.

En analysant ce qui précède, on voit que lorsqu'on introduit dans les parties de la femme la *main droite* pour une première position ou *céphalo-latérale gauche* du plan postérieur, on incline le fœtus sur le plan latéral qui est en arrière du bassin, c'est-à-dire que l'on convertit cette position du dos en une position correspondante du plan latéral droit, pour continuer ensuite la manœuvre comme dans celle-ci, et amener les *pieds en calcanéo-cotyloïdienne gauche* ou première position du pelvis, tandis que si on se sert de la *main gauche* pour cette même position du plan dorsal, on incline le fœtus sur le plan latéral qui regarde les pubis, c'est-à-dire que l'on transforme en première position du plan latéral gauche et l'on continue ensuite l'opération

comme dans celle-ci, pour ramener les *pieds ou calcanéo-cotyloïdienne droite*.

Réciproquement dans la deuxième *position ou céphalo-
latérale droite* du dos, si on introduit la main gauche,
on transforme cette position du plan dorsal en position
correspondante du plan latéral gauche qui est en arrière
de la matrice, pour se comporter ensuite comme si cette
dernière avait été primitive et ramener les pieds en *calcanéo-cotyloïdienne droite*, tandis que si l'on introduit la
main droite on convertit en deuxième du plan latéral
droit qui regarde les pubis, pour terminer après comme
dans celle-ci, et ramener les pieds en *calcanéo-cotyloidienne gauche*.

En terminant cet article, nous ferons observer que le
plan dorsal de l'enfant ne se présentant jamais fran-
chement, parce qu'il est toujours plus ou moins incliné
sur l'un des plans latéraux *droit* ou *gauche;* il faut recourir tantôt à l'un, tantôt à l'autre de ces deux pro-
cédés, c'est-à-dire qu'il faut se servir de la main opposée de nom à la position (*main droite* pour une *céphalo-
latérale gauche* et *vice versâ*) quand il est incliné sur
le côté qui regarde en arrière et la main qui correspond
de nom quand il est incliné sur celui qui est en avant
derrière les pubis. Ainsi, pour une céphale-latérale gauche du dos incliné sur les côté droit qui est en arrière,
on se sert de la main droite pour transformer en première position du plan latéral droit, et la main gauche
au contraire si le dos est incliné sur le côté gauche qui

est en avant pour transformer en première position du plan latéral gauche et terminer comme dans celle-ci, et *vice versâ* pour la céphalo-latérale droite.

POSITIONS DIRECTES ANTÉRO-POSTÉRIEURES.

Lorsque le plan dorsal du fœtus se présente parallèlement au diamètre sacro-pubien du détroit supérieur, la tête étant située au-dessus des pubis ou de l'angle sacro-vertébral, c'est-à-dire s'il s'agit de faire la version dans une position céphalo-pubienne ou céphalo-sacrale du dos, le choix de la main devient inutile ; seulement si on introduit la main droite, on porte le haut du thorax et la tête à droite du bassin, puis, on transforme en deuxième du plan latéral droit, pour se comporter ensuite comme dans celle-ci.

Si, au contraire, on introduit la main gauche, on porte le haut de la poitrine et la tête à gauche, on transforme en première du plan latéral gauche et on manœuvre ensuite comme si celle-ci avait été primitive.

IIIᵉ Genre.
MANŒUVRE DANS LA PRÉSENTAITON DE L'EXTRÉMITÉ CÉPHALIQUE.

Bien que l'accouchement artificiel à l'aide de la main seule dans ce genre de présentations, comme dans les précédents, se divise en trois temps ; nous n'avons à nous occuper ici que de celui de la version, c'est-à-dire de la manière de retourner l'enfant, *le premier et le troisième temps* ayant été examinés ailleurs.

Version dans les présentations de la tête.

Cette opération consiste à refouler la tête qui occupe le détroit abdominal, à aller chercher les pieds au fond de l'utérus et à les entraîner à la vulve pour terminer l'accouchement comme dans une présentation du pelvis (*calcanéo* ou *lombo-cotyloïdienne*).

Ce que nous allons dire s'applique en grande partie à la version dans la présentation de la tête, mais aussi à la version en général, quelque soit la présentation.

RÈGLES GÉNÉRALES. —A. Toutes les fois qu'il est nécessaire de faire la version, il faut, si on arrive à temps près de la femme en travail, choisir le moment le plus favorable pour opérer. Voici quelques détails à cet égard :

1° Lorsque l'accouchement artificiel est indiqué par le seul fait d'une position vicieuse, il faut agir aussitôt que la poche des eaux est bien formée et le col utérin *complétement dilaté ;*

2° Si la version est urgente parce que la femme ou l'enfant, ou tous les deux à la fois, courent du danger, il suffit pour opérer que le col soit assez *dilatable ;*

3° Dans tous les cas où cette opération est indiquée, il n'y a pas un *instant à perdre* dès que les membranes sont rompues. En effet en opérant avant l'écoulement des eaux ou immédiatement après, la matrice n'ayant pas pu, ou n'ayant pas eu le temps de revenir sur elle-même pour embrasser plus ou moins fortement le fœtus, il y a de la place pour manœuvrer, entre la face interne

15.

de cet organe et le fœtus. Au contraire si on opère dans des circonstances opposées, on rencontre d'autant plus de difficultés pour faire la version qu'il y a plus long-temps que le liquide amniotique s'est écoulé.

Toutefois, nous devons ajouter que si on arrive près de la femme, la matrice étant resserrée depuis un certain temps, si les organes sexuels sont fortement irrités par des manœuvres antécédentes, s'il y a de la chaleur à la peau, de la fièvre ou tout autre signe de phlegmasie, la première indication à remplir est de combattre ces épiphénomènes, par la *saignée*, les *bains tièdes*, les *émolliens*, la *pommade belladonée*, les *injections stupéfiantes*, etc., car si on voulait forcer les obstacles , on s'exposerait à mille dangers, et surtout à rompre le vagin et l'utérus.

B. On doit toujours pelotonner le fœtus dans le sens de sa flexion naturelle (*plan antérieur*), si on le pelotonnait autrement (*plan postérieur*) on s'exposerait : 1° à tirailler, déchirer même la moelle épinière de l'enfant et par cela même à le tuer;

2° A luxer et à fracturer les membres;

3° A rompre les parois utérines.

C. Il faut toujours opérer la *mutation* de la présentation dans *l'intervalle* des contractions de la matrice parce que si on agissait autrement :

1° La manœuvre serait à peu près, ou tout à fait impossible;

2° Outre les douleurs violentes que l'on occasionnerait

à la femme, on pourrait produire des déchirures mortelles.

Nous rappellerons en passant, que pendant que l'une des mains manœuvre dans l'intérieur des parties de la femme, l'autre doit être appliquée sur les parois abdominales, vers le fond de l'utérus.

1° Pour fixer cet organe et éviter par là des tiraillements douloureux qui pourraient, à la rigueur, amener la séparation du col utérin de l'extrémité supérieure du vagin ;

2° Enfin, pour fixer et abaisser les membres pelviens de l'enfant vers la main qui va à leur recherch e.

D. Lorsque la main dont a fait choix, est introduite dans les parties de la femme, et arrivée sur la présentation, il faut avoir soin d'appliquer les doigts allongés sur une surface aussi étendue que possible, car on doit éviter d'appuyer avec l'extrémité des doigts sur les fontanelles, les sutures, les globes oculaires, le nez, etc.; ce qui pourrait occasionner des contusions plus ou moins dangereuses.

Pour cela on saisit la tête à pleine main, c'est-à-dire, de manière à ce que la paume de cette dernière se moule sur la présentation, les quatre derniers doigts allongés sur la tempe qui regarde le sacrum et le pouce sur celle qui est derrière les pubis.

E. Il faut toujours introduire la main qui, par sa face palmaire correspond au plan antérieur du fœtus parce que c'est celle-là qui permet de le pelotonner convenablement, suivant le sens de la flexion naturelle, pré-

cepte qu'il ne faut pas négliger, car si on agissait différemment, il serait, sinon impossible, du moins très-difficile d'observer cette régle.

Remarque. — Le choix de la main suppose la connaissance préalable de la position, puisque ce n'est que par elle que l'on peut savoir où se trouve le plan antérieur du fœtus. A ce sujet la question suivante se présente tout naturellement : est-il facile de diagnostiquer la position? Oui, si l'accoucheur est instruit et s'il pratique le toucher lorsque les eaux viennent de s'écouler ou le sont depuis peu, parce qu'alors on distingue sans peine les diverses parties du tronc et surtout la tête de l'enfant.

Mais, hâtons-nous de le dire, il n'est pas de même dans les circonstances opposées, en effet, quand il y a long-temps que les membrannes sont rompues, le diagnostic, non seulement, de la position, mais encore de la présentation, devient très-difficile et parfois impossible, parce que la présentation se trouvant soumise à une constriction circulaire par l'orifice du col utérin, les parties situées au-dessus de ce dernier et accessibles au toucher, ont eu le temps de se tuméfier, de se boursouffler, de se déformer par l'arrêt de la circulation capillaire, et par cela même de devenir méconnaissables. Des praticiens très-habiles se sont trompés dans des cas de ce genre.

Néanmoins dans une pareille occurrence, en admettant que la position n'ait pas pu être reconnue, nous dirons qu'il vaut mieux introduire la main qui termine, dans les positions les plus communes, ainsi il sera plus rationnel de se servir de la main gauche qui termine, dans toutes les positions latérales gauches, parce que celles-ci étant incomparablement les plus fréquentes, on aura plus de chances de rencontrer le plan antérieur du fœtus, à droite de la matrice.

Enfin, pour épuiser complétement cet article, supposons, qu'une fois, la main (quelle quelle soit) dans la matrice, on éprouve trop de difficultés pour retourner l'enfant (parce qu'on a mal rencontré la position) il vaut encore mieux, dans ce cas, la retirer pour y porter l'autre,

Il existe un second cas où le diagnostic de la position n'est pas seulement difficile, mais complétement impossible par le toucher : c'est quand le placenta est inséré centre pour centre sur l'orifice du col de la matrice. Heureusement qu'alors le choix de la main n'est pas d'une grande importance puisqu'en pareille circonstance on ne doit jamais attendre pour faire la version que les membranes soient rompues. Or, le liquide ammiotique étant encore dans l'utérus au moment où l'on opère, il est posible sans grand inconvénient de retourner le fœtus dans tous les sens.

F. Toutes les fois que le plan antérieur du fœtus regarde un point quelconque de la moitié droite du bassin de la femme (ce qui a lieu dans toutes les positions latérales gauches, c'est-à-dire *première et quatrième diago-*

nales et transversale gauche) c'est la main gauche que l'on introduit dans la matrice pour transformer toutes les positions *latérales gauches* de la tête en lombo-cotyloïdienne droite ou *deuxième du pelvis*.

Réciproquement lorsque le plan antérieur répond au côté gauche de la femme (ce qui a lieu dans toutes les positions latérales droites, c'est-à-dire *deuxième et troisième diagonales* et transversale droite) ; c'est la main droite que l'on introduit pour convertir toutes les positions *latérales* droites de la tête, en calcanéo ou lombocotyloïdienne gauche, c'est-à-dire *première du pelvis*.

G. Lorsqu'on a fait choix d'une main, qu'on l'a introduite dans les parties de la femme, et qu'on a saisi convenablement la présentation, on refoule d'abord la tête au-dessus du détroit abdominal, en suivant l'axe de cet orifice ; puis on la porte vers la fosse iliaque qui correspond de nom à la main introduite (*fosse iliaque gauche*, si c'est *la main gauche, fosse iliaque droite*, si c'est *la main droite*) et on parcourt le plan latéral du fœtus qui est en arrière de la matrice (*gauche* avec *la main gauche, droit* avec *la main droite*) jusqu'aux fesses ; on saisit les pieds et on les entraîne à la vulve en ayant soin de tirer un peu plus sur le membre qui regarde les pubis que sur le membre opposé, afin d'éviter que la face ne vienne en avant, c'est-à-dire pour être sûr de transformer en *deuxième position* du pelvis, si c'est *la main gauche qui a été chercher* les pieds et en *première si c'est la main droite*.

Lorsque dans la version on n'a pu amener qu'un seul membre abdominal du premier coup, on le fixe au dehors, à l'aide d'un lac placé sur le bas de la jambe, puis on se sert de ce membre, comme d'un guide pour aller à la recherche de l'autre.

Telles sont les règles les plus sûres à suivre dans la version, pour ne pas s'exposer à confondre les membres thoraciques avec les membres pelviens et surtout, dans la grossesse double, les membres de l'enfant que l'on veut extraire avec ceux de l'autre. Mais nous répéterons ici ce que nous avons déjà dit ailleurs : ces préceptes, quelques rationnels qu'ils soient, ne peuvent pas toujours être observés rigoureusement sur la femme. On fait comme l'on peut, lorsqu'il faut opérer, les eaux s'étant écoulées depuis un certain temps, et alors au lieu de parcourir le plan latéral qui est en arrière, on suit le plan antérieur de l'enfant pour aller accrocher les pieds ou les genoux que l'on entraîne à la vulve, et lorsqu'on n'a pu amener qu'un membre, on tire uniquement sur celui-là, jusqu'à ce qu'il soit possible d'agir sur le pli de l'aine de celui qui n'a pas été dégagé.

Dans la présentation de la tête comme dans celle du tronc, une fois la version faite, on procède à l'extraction de l'enfant en suivant les règles établies dans le manuel opératoire de la présentation du pelvis.

II, Avant d'aller plus loin et de faire l'application des règles générales que nous venons d'établir, comme notre intention est de simplifier la manœuvre et de comprendre dans une seule et même description le manuel opératoire dans toutes les présentations possibles de la tête ; nous avons besoin d'établir quelques données sur la présentation des *régions auriculaires* ou *latérales de la tête*.

Quelque soit la présentation de l'extrémité céphalique, l'important pour la version est de savoir à quelle moitié latérale du bassin correspond la face, et par cela même le plan antérieur de l'enfant. Or, comme d'une part on reconnaît la présentation des côtés de la tête à la présence de l'auricule ou pavillon de l'oreille, et que d'autre part lorsque l'hélix ou bord convexe de cette partie, correspond à l'une des moitiés latérales du bassin, la face et le plan antérieur du fœtus regardent le côté opposé de cette excavation ; sans nous occuper des divisions admises par les auteurs pour les positions des oreilles, nous établirons deux positions latérales, basées sur la situation de l'hélix ou bord convexe de l'auricule ; ainsi, toutes les fois que cette partie sera tournée vers un point quelconque de la moitié gauche du bassin (*tant pour l'oreille droite que pour l'oreille gauche*), comme la face et le plan antérieur de l'enfant seront à droite de la matrice, nous ferons une première position des côtés de la tête que nous appellerons *hélico-latérale gauche*.

Au contraire, toutes les fois que l'hélix correspondra à un point quelconque de la moitié droite du bassin, comme la face et le plan antérieur seront dirigés à gauche, nous aurons une deuxième position ou *hélico-latérale droite*.

Cette division, qui nous paraît très-importante pour la manœuvre est d'ailleurs toute naturelle. Qu'est-ce en effet, qu'une présentation des côtés de la tête, si non une déviation de la présentation primitive du sommet? Or, toutes les fois que l'occiput regarde une des moitiés latérales du bassin, la gauche, par exemple, que la tête s'incline sur son oreille droite ou son oreille gauche, pour présenter l'une d'elles à l'orifice de la matrice, l'occiput et par cela même le bord convexe de l'auricule n'en restent pas moins à gauche.

Cela posé, nous passerons à la description du manuel opératoire.

VERSION DANS LES POSITIONS

<table>
<tr><td rowspan="4">Latérales gauches de l'extré-
mité céphalique</td><td>SOMMET.</td></tr>
<tr><td>FACE.</td></tr>
<tr><td>PARTIE *postérieure.*</td></tr>
<tr><td>OREILLES *droite, gauche.*</td></tr>
</table>

Quelque soit la présentation de la tête lorsqu'il s'agit de faire la version dans une des positions latérales gauche, soit diagonale antérieure, soit diagonale postérieure, soit transversale, c'est-à-dire dans une des positions *occipito-latérales* gauches (*présentation du sommet*), *fronto-latérales* gauches ou *mento-latérales* droites (*présentation de la face*), *nuco* ou *cervico-latérales* gauches (*présentation de la partie postérieure de la tête*) et *hélico-*

latérales gauches (*présentation des oreilles*) ; comme dans tous ces cas le plan antérieur du fœtus est dirigé vers le côté droit de la matrice, on introduit la main gauche entre la pronation et la supination vers le côté droit de l'excavation pelvienne, tandis que la main droite est appliquée sur les parois de l'abdomen, vers le fond de l'utérus; on saisit la présentation à pleine main, ainsi qu'il a été dit plus haut, on refoule la tète d'abord au-dessus du détroit abdominal; puis, dans la fosse iliaque gauche; cela fait, on la maintient dans cette position avec le poignet, pendant qu'avec les doigts allongés et réunis on parcourt le plan latéral gauche du fœtus qui est en arrière de la matrice, en longeant successivement le col, le derrière de la saillie acro-miale, le thorax, le flanc, la hanche; on arrive direc-tement sur la partie postérieure du pelvis, afin d'ac-crocher les pieds; ou bien pour éviter les erreurs, dans le cas où il y aurait deux enfants dans la matrice, on suit la cuisse et la jambe gauche jusqu'aux pieds. Lorsqu'on est arrivé à ce point de la manœuvre, on applique la main sur ces derniers, les doigts légère-ment recourbés, de manière à les bien couvrir et à ce que la face palmaire regarde directement la partie postérieure du siége, puis on les entraîne à la vulve en appuyant légèrement dessus et tout en défléchissant les membres abdominaux. Mais à mesure que les pieds descendent, on place l'index entre les deux jambes, on saisit ces dernières avec le pouce sur le côté externe du pied droit, et les trois derniers doigts sur le côté externe du pied gauche et on transforme enfin en *lombo-cotyloïdienne droite* ou deuxième *position du pelvis*, pour extraire l'enfant, comme si cette dernière s'étai[t] montrée primitivement.

VERSION DANS LES POSITIONS

Latérales droites de l'extrémité céphalique

- SOMMET.
- FACE.
- PARTIE *postérieure.*
- OREILLES *droite, gauche.*

Toutes les fois que l'on doit retourner l'enfant dans une des positious *occipito-latérales* droites (*sommet*), *fronto-latérales* droites ou *memento-latérales* gauches (*face*), *nuco-latérales* droites (*partie postérieure de la tête*) et *hélico-latérales* droites (*oreilles*), comme dans tous ces cas le *plan antérieur* de l'enfant regarde le côté gauche de la matrice, on introduit la main droite vers la moitié gauche du bassin, on saisit convenablement la présentation, on refoule la tète, d'abord au-dessus du détroit abdominal, puis dans la fosse iliaque droite ; on parcourt le plan latéral droit du fœtus qui est en arrière de la matrice (*en suivant les règles connues*) jusqu'à ce qu'on arrive aux fesses, directement ou indirectement, comme il a été dit dans l'article précédent; on entraîne les pieds à la vulve, et on transforme en *lombo-cotyloïdienne gauche* en première position du pelvis, pour terminer enfin l'accouchement comme dans celle-ci.

POSITIONS DIRECTES ANTÉRO-POSTÉRIEURES.

En supposant que l'on ait à terminer l'accouchement par la version, dans une des positions directes antéro-postérieures (*pubienne et sacrale*) admises par un grand nombre d'auteurs, le choix de la main devient inutile; seulement, si on se sert de la *main droite*, on commence par porter *la tête à droite* du bassin tout en inclinant la face à gauche, c'est-à-dire que l'on transforme d'abord en position *latérale droite* (quelque soit la présentation), pour terminer ensuite comme dans cette dernière.

Si au contraire on préfère la *main gauche*, on commence par transformer en *position latérale gauche*, et on fait la version ensuite, comme si cette dernière avait été primitive.

Quelles sont les causes, ou en d'autres termes quels sont les cas qui réclament la version dans la présentation de l'extrémité céphalique?

1° Lorsque la tête étant encore mobile au détroit supérieur, le travail se complique d'hémorrhagie utérine, d'éclampsie, de syncopes, d'inertie de la matrice et l'épuisement général des forces de la femme.

2° Lorsque la femme est affectée d'anévrisme interne ou des gros vaisseaux externes, de hernie étranglée ou qui menace de le devenir, de gibbosités, d'asthme, d'hydrothorax et d'ascite. Dans tous ces derniers cas, on conseille à la femme de modérer ses efforts, afin de laisser la matrice agir en quelque sorte toute seule. Mais aussitôt que

le col utérin est assez dilaté ou assez dilatable, on ter-
min l'accouchement par la version, car si on laissait
la femme se délivrer seule, les efforts nécessaires pour
expulser l'enfant, pourraient amener la rupture de la
poche anévrismale, l'étranglement de la tumeur her-
niaire et la suffocation, suivant que l'on aurait affaire
a telle ou telle de ces complications.

Toutefois, nous devons noter qu'un bon nombre de
femmes, atteintes d'hydropisie abdominale, accouchent
presqu'aussi facilement que celles qui sont exemptes
de maladies, d'où nous croyons devoir conclure que
dans ce dernier cas l'accouchement artificiel n'est pas
absolument nécessaire. L'accoucheur devra se guider à
cet effet sur la marche du travail et la gène de la respiration. Il va sans dire que si l'on arrivait près de la
femme lorsque déjà la tête a franchi le col utérin, on
terminerait l'accouchement à l'aide du forceps.

3° Lorsque la tête se présente par la partie postérieure ou latérale, on doit en règle générale, confier
cet accouchement aux soins de la nature, parce que
pendant le travail, la position vicieuse se change et la
tête sort par le sommet ou la face. Mais cela n'a pas
toujours lieu, et alors la version peut devenir nécessaire. Voici l'indication : lorsque dans une présentation
de ce genre la poche des eaux est bien formée, le col
utérin complètement dilaté et à plus forte raison quand
les membranes sont rompues, la tête reste immobile
dans la position vicieuse et ne descend pas dans l'ex-

cavation du bassin, malgré l'énergie des contractions de la matrice; il faut alors se décider à faire la version, bien entendu que si cette opération était devenue impossible, parce qu'il y aurait trop long-temps que les eaux de l'amnios se seraient écoulées, on aurait recours à l'application du forceps.

4° La version est indiquée dans un cas de prolapsus du cordon ombilical, lorsqu'il n'est pas possible de le reporter dans la matrice ou de l'y faire rester, et que les pulsations sont considérablement ralenties ou affaiblies, pourvu que la tête soit mobile au détroit supérieur, car dans le cas contraire, il faudrait terminer l'accouchement par le forceps.

5° La version est praticable dans un cas de rupture de la matrice;

6° Elle peut devenir nécessaire par le seul fait de la présence de deux enfants dans l'utérus;

7ᵉ Enfin, dans le cas de retrécissement d'un des diamètres obliques du bassin, et lorsque la tête se trouve placée parallèlemeut à ce diamètre, afin de la ramener par cette opération, dans la direction de l'autre diamètre diagonal non vicié. Mais tout autre retrécissement contre indique la version, bien que la tête soit encore au détroit supérieur.

Remarque. — Lorsque la grossesse est double et que l'on est forcé de faire la version, il faut commencer par l'enfant dont les pieds sont le plus rapprochés du col utérin. Ainsi un des fœtus se présente-t-il par les pieds et l'autre par la tête ou le tronc, on commence par celui qui offre le pelvis au détroit abdominal.

L'un des deux se présente-t-il par la tête et l'autre par le tronc, on extrait d'abord ce dernier.

En terminant ce qui se rattache à l'accouchement manuel, proprement dit, nous établirons la proposition générale suivante :

Quelle que soit la position des présentations du pelvis, du tronc et de la tête, toutes les fois que l'on introduit *la main droite* dans les parties de la femme, pour terminer un accouchement, on entraîne les pieds à gauche du bassin, c'est-à-dire qu'on les ramène en *calcanéo-cotyloïdienne gauche* ou première du pelvis ; et *vice versâ*, c'est-à-dire, toutes les fois que l'on manœuvre avec *la main gauche*, on ramène les pieds en *calcanéo-cotyloïdienne droite*, excepté :

1° Dans la présentation du siége dans laquelle la main droite les entraîne à droite, et la main gauche à gauche du bassin ;

2° Dans la première position du plan latéral droit et la deuxième du plan latéral gauche, dans lesquelles la main droite peut les ramener à droite, et la main gauche à gauche du bassin.

DE LA VERSION CÉPHALIQUE.

La version céphalique est une opération par laquelle on ramène la tête au centre du détroit abdominal quand elle est éloignée de cet orifice.

Depuis Hyppocrate jusqu'à Celse, les anciens qui croyaient que la parturition ne pouvait avoir lieu qu'à la condition d'une présentation de l'extrémité céphalique, conseillaient de retourner l'enfant toutes les fois qu'il se présentait par toutes les autres régions du corps; ainsi ils pratiquaient cette version, non seulement, dans la présentation du tronc, mais encore dans celle du pelvis. Ce ne fut qu'au siècle d'Auguste, que Celse proposa la *version podalique*, et encore voulait-il qu'on ne la fît que lorsqu'on était certain de la mort du fœtus, tant il la croyait dangereuse pour ce dernier. Il faut arriver à Franco, à Ambroise Paré et surtout aux travaux de Guillemeau, pour voir cette manœuvre prendre rang dans la science obstéricale. A partir de ce moment, la *version céphalique* fut complétement rejetée et la version sur les pieds fut la seule enseignée et mise en pratique dans toute présentation du tronc et dans celle de la tête, lorsqu'un accident exigeait une prompte terminaison de l'accouchement ; c'est encore la *version pelvienne* ou *podalique* qui est généralement et à peu près exclusivement admise de nos jours. Toutefois, disons qu'en 1795, Flamant, en France, et en 1799, Osiander, en Allemagne, revenant aux idées des anciens, tentèrent de faire revivre la *version céphalique*. Ils furent imités, depuis, par un certain nombre d'accoucheurs allemands et anglais, mais ils trouvèrent peu d'imitateurs en France. Parmi ces derniers nous citerons Alphonse Leroy, Jules Hatin et M. Velpeau qui est le seul des professeurs de l'école de Paris, qui ait accueilli favorablement cette manœuvre et, du reste, avec une certaine réserve comme nous le verrons plus loin.

Malgré l'autorité du professeur de Strasbourg et celle du professeur allemand, qui ont conseillé la version céphalique dans toutes les présentations, autres que celle de la tête, nous pensons que dans l'état actuel de la science, nous ne devons parler de cette opération que comme étant applicable à certains cas de présentation du tronc (*épaules, dos et sternum*) et quand il s'agit de redresser la tête lorsqu'elle se présente irrégulièrement (*face, occiput, oreilles*).

On a conseillé de pratiquer la version céphalique *avant* et *après* la *rupture des membranes*.

AVANT LA RUPTURE. — Il est certain que dans une présentation du tronc, pratiquée tant que les membranes sont intactes, en suivant certaines règles et dans des conditions voulues, la version céphalique, si elle réussit, sans présenter d'inconvénients, a de grands avantages, puisqu'elle transforme une présentation *vicieuse* en une présentation *naturelle*, c'est-à-dire qu'elle substitue un *accouchement spontané* à un *accouchement artificiel* qui aurait grandement compromis la vie du produit, sans compter au moins les douleurs qu'il aurait occasionnées à la mère.

Manuel opératoire. — C'est à l'aide de manipulations extérieures à travers les parois du ventre et en variant la position de la femme, que l'on opère cette version; ainsi la femme étant couchée comme on l'aura jugé convenable, c'est-à-dire tantôt d'une manière, tantôt d'une autre, on applique une main sur la tête, on la refoule de la fosse iliaque dans laquelle elle est située vers le détroit supérieur, tandis qu'avec l'autre main on relève le pelvis, et si ces moyens paraissent devoir être insuffisants, pendant que l'on continue de pousser la tête avec une main, on porte quelques doigts de l'autre dans le vagin pour agir à travers les membranes, sur la présentation que l'on cherche à refouler vers l'une des fosses iliaques (*droite* si la tête est à *gauche* et *vice versâ* si elle est à *droite*).

Une fois que la version est opérée, si la manœuvre réussit, on rompt les membranes, tandis que la main placée à l'extérieur maintient la tête dans la nouvelle position jusqu'à ce que les contractions utérines l'aient forcée de s'engager dans le détroit abdominal; après quoi on livre l'accouchement aux efforts de la nature.

A l'aide de ces manipulations extérieures et des changements dans la position de la femme, on parvient en effet, dans un bon nombre de cas, à ramener la tête au centre du détroit supérieur.

A part les faits publiés par les prôneurs de cette manœuvre, nous dirons qu'elle a réussi deux fois à M. Velpeau, une fois à MM. Paul Dubois et Colombe, et une fois à MM. Chailly et Deviller. Nous pourrions encore ajouter en faveur de cette opération, l'opinion l'un homme qui a axercé pendant près de quarante ans, et très-versé dans la pratique des accouchements : feu notre père nous a dit plusieurs fois, de son vivant, que toutes les fois qu'il reconnaissait avant, la rupture des membranes, une présentation vicieuse, il cherchait à ramener la tête au détroit supérieur par des manœuvres extérieures, et surtout en plaçant la femme, tantôt d'une manière et tantôt d'une autre, et que, le plus souvent, ces manœuvres étaient couronnées de succès.

Quoi qu'il en soit des avantages de cette opération quand elle réussit, et de la manière de la pratiquer, il faut avant de l'essayer : 1° Avoir diagnostiqué la présentation et la position ;

2° La réunion d'un certain nombre de conditions.

A. **Diagnostic de la présentation et de la position.**

On reconnaît que l'enfant se présente par le torse lorsque :

1° La matrice est surtout développée dans le sens transversal :

2° Par le toucher vaginal on atteint très-dificilement la présentation ;

3° On sent à travers les parois abdominales une tumeur dure, volumineuse, arrondie, située dans l'une des fosses iliaques (*gauche* si c'est une première position ou *céphalo-latérale gauche, droite si c'est une deuxième*) ;

4° Par l'auscultation on entend le bruit cardiaque directement en bas du ventre et se prolongeant un peu dans la fosse iliaque opposée à celle dans laquelle se trouve la tête.

B. Conditions nécessaires pour pratiquer cette opération et avoir la chance de réussir.

Il faut : 1° Avant de procéder à la version, que le col soit complétement dilaté, parce que si les membranes venaient à se rompre pendant l'opération et celle-ci ne réussissant pas, on serait obligé, un peu plus tard, d'avoir recours à la version pelvienne, et on se créerait, par là, de grandes difficultés, puisqu'il faudrait attendre pour la pratiquer que le col eut acquis une dilatation convenable pour permettre la terminaison de l'accouchement. Dans certains cas , même, on pourrait voir la version devenir impossible et nécessiter l'ambryotomie pour délivrer la femme ;

2° Que le fœtus soit très-mobile dans la cavité de la matrice ;

3° Que les parois utérines et abdominales soient minces, souples et non douloureuses.

APRÈS LA RUPTURE DES MEMBRANES. — La version céphalique pratiquée après que les membranes sont rompues, est loin d'être aussi favorable au fœtus que dans le cas précédent, parce que : 1° dans une présentation du torse avant que la tête n'ait été ramenée au détroit supérieur et ne se soit engagée à travers l'orifice du col, les eaux se sont complétement écoulées, d'où la compression du cordon pendant la durée du travail et par cela même du danger pour la vie de l'enfant ;

2° Elle est plus difficile que la version pelvienne ;

3° Elle ne réussit pas toujours et qu'alors on est forcé de recourir à cette dernière, qui sera devenue d'autant plus difficile que l'on aura donné plus de temps à la matrice pour revenir sur elle-même;

4° Lors même qu'on parvient à opérer la version céphalique, s'il y a urgence de terminer promptement l'accouchement, on doit recourir à une seconde opération, l'application du forceps; ce qui prolonge la durée du travail, tandis qu'en faisant tout d'abord la *version pelvienne,* on agit sur cette extrémité jusqu'à l'extraction complète de l'enfant.

MANUEL OPÉRATOIRE. — Pour opérer cette version, la femme étant placée sur le lit de travail, comme il a été dit dans la version en général, on saisit la présentation avec une main introduite dans les parties de la femme *(main droite dans une position céphalo-latérale gauche, main gauche pour une céphalo-latérale droite),* on la soulève et on la refoule vers la fosse iliaque opposée à celle dans laquelle se trouve la tête, tandis qu'avec l'autre main on agit à travers les parois abdominales sur la tête en la poussant vers le détroit supérieur, et si cette manœuvre ne réussit pas, on abandonne la présentation pour porter la main sur la tête, que l'on accroche par son sommet, et on l'entraîne vers le centre de l'excavation pelvienne, en même temps qu'avec la main, qui est sur le ventre de la femme, on relève le pelvis et on le porte en sens opposé au chemin que l'on fait parcourir à la tête. Enfin, une fois que la réduction est opérée, on maintient la tête dans cette nouvelle présentation jusqu'à ce qu'elle se soit engagée à travers le détroit supérieur, sous l'influence des contractions utérines; puis, on livre l'expulsion de l'enfant aux seuls efforts de la nature. Bien entendu que s'il survenait des accidents on aurait recours à l'application du forceps.

APPRÉCIATION DE LA VERSION CÉPHALIQUE. — Nous voilà arrivé au point capital de la question. Doit-on conserver ou bien bannir de la pratique des accouchements la version céphalique après la rupture des membranes ?

Si nous formulons ce qui a été dit dans le courant de cet article, nous trouvons : 1° que la généralité des accoucheurs français persistent à proscrire cette manœuvre;

2° Que quelques-uns veulent la conserver seulemeut pour le cas de vices de conformation du bassin, parce que, disent-ils, si le rétrécissement est assez peu prononcé pour permettre la terminaison de l'accouchement à l'aide du forceps, l'application en sera plus facile et partant moins dangereuse pour le fœtus, si la tête vient la première; et si l'angustie pelvienne est assez considérable pour nécessiter la *crâniotomie*, l'opération sera moins dangereuse pour la mère que si l'enfant sortait par le pelvis ;

3° Que M. Velpeau accorde beaucoup plus que ces derniers à la version céphalique, car il veut qu'on la pratique, soit dans une présentation inclinée de la tête, pourvu que le bassin soit bien conformé et qu'il n'y ait pas d'accidents compliquant la présentation défectueuse; soit dans la présentation de l'*épaule*, du *dos* et du *sternum*, pourvu que le bras ne soit pas sorti et que la matrice ne soit pas trop fortement contractée; en un mot, suivant lui, il est prudent de la tenter toutes les fois que le sommet de la tête sera plus rapproché que les pieds du détroit abdominal pour pouvoir espérer la réduction et par cela même la terminaison spontanée de l'accouchement. Et d'ailleurs, ajoute-t-il, si les tentatives pour opérer la version céphalique viennent à échouer, rien n'empêche d'aller à la recherche des pieds pour faire sortir l'enfant par l'extrémité pelvienne. (Il va sans dire que dans toutes ces circonstances il faut que l'enfant soit vivant pour tenter d'opérer la version céphalique, puisque c'est pour lui et non pour la mère qu'on la conseillée).

Pour ce qui nous concerne, nous sommes loin d'adopter sur ce sujet les idées de M. Velpeau. Nous pensons au contraire, et pour les motifs exposés plus haut, qu'on ne doit essayer la version céphalique, l'enfant se présentant par le tronc, que dans un cas de rétrécissement du bassin. Toutefois, malgré la bonne conformation de ce dernier et l'existence d'une hémorrhagie, nous admettons une exception, la voici : lorsqu'on fait la version pour cause d'implantation du placenta, centre pour centre, sur le col utérin, nous conseillons de ramener à l'orifice de la matrice non pas exclusivement la tète, mais l'extrémité de l'ovoïde fœtal (*tête* ou *pelvis*) qui correspond au côté de l'utérus vers lequel on a été décoller le placenta.

Lorsque le placenta couvre l'orifice du col de la matrice, le diagnostic de la présentation ou tout au moins de la position, et tous les accoucheurs le savent, est impossible par le toucher vaginal. L'auscultation seule, pour ainsi dire, peut venir en aide. On est donc obligé, dans la plupart des cas, d'agir en aveugle ; mais en revanche, comme dans cette circonstance, il ne faut pas attendre la rupture des membranes pour terminer l'accouchement, à moins qu'on ne soit appelé trop tard, la présence du liquide amniotique dans l'utérus rend la version céphalique aussi facile que la version pelvienne. Or, nous dirons qu'il faut préférer la première à la deuxième, lorsque l'on a décollé le placenta à gauche et que la tète se trouve à gauche, et réciproquement quand elle est à droite si le gâteau vasculaire a été décollé de ce côté pour éviter les difficultés que nous allons exposer.

Pour mieux vous faire comprendre, nous supposerons une position céphalo-latérale gauche non reconnue avant d'oppérer, et le placenta ayant été décollé dans la partie gauche de la circonférence du col utérin,

Si l'on veut faire la version pelvienne, il faudra ou bien amener les pieds à gauche pour les faire passer entre la portion décollée du placenta, et le côté gauche du col de la matrice, pour transformer *en première position du pelvis*, et alors on devra, d'abord refouler le tronc à droite. Or, cela ne pourra se faire sans agir sur le placenta dans le même sens, c'est-à-dire sans le décoller en grande partie, et par cela même augmenter l'hémorrhagie à laquelle on cherche à remédier; ou bien les entraîner à droite de l'excavation pour convertir en *position calcanéo-cotyloïdienne droite du pelvis*, et alors le placenta y mettra obstacle puisqu'il obstrue le col à doite, et si l'on veut passer outre on s'exposera à le décoller tout à fait; circonstance à laquelle personne, que nous sachions, n'a encore songé, (nous n'ignorons pas que quelques accoucheurs ont conseillé dans pareille circonstance de pénétrer dans la matrice en déchirant le placenta à son centre, et de faire passer le fœtus par là; mais nous rejettons cette pratique comme étant essentiellement dangereuse).

C'est à cause de ces difficultés que nous avons rencontrées, que la version céphalique a été pratiquée par nous avec succès dans deux cas d'implantation du placenta sur le col pour une première position de l'épaule droite que nous n'avions pu diagnostiquer avant d'agir.

Première observation. Mme B., demeurant rue St-Martin, 20, fortement constituée et jouissant d'une bonne santé, devenue enceinte pour la troisième fois, quatorze ans après sa deuxième couche, fut prise, à huit mois et quelques jours de sa grossesse, d'une hémorrhagie assez abondante dans la nuit du 12 au 13 septembre 1844,

Appelé près d'elle dans la matinée du 13, nous pres.
crivîmes le repos absolu d'esprit et de corps, la diète,
de la limonade sulfurique pour boisson, et nous pra-
tiquâmes une petite saignée du bras. Le soir de la même
journée, l'hémorrhagie n'ayant pas sensiblement diminué, nous ajoutâmes aux prescriptions du matin l'application sur l'hypogastre et sur la vulve de compresses
trempées dans de l'eau fraîche vinaigrée. Le 14, l'é-
coulement de sang n'avait pas cessé ; et ne voulant plus
continuer l'emploi des rèfrigérants nous eûmes recours
au tempon qui arrêta l'hémorrhagie; mais il fut retiré
le 15 au matin, parce que la malade ne pouvait, ni ne
voulait plus le supporter. La perte reparut dans l'après-
midi et devint extrêmement abondante dans la soirée.
On nous envoya chercher en toute hâte et comme nous
n'étions pas à la maison, nous n'arrivâmes près de la
patiente que vers dix heures. Il nous vint alors à l'idée
que l'opiniâtretéet l'abondance de l'hémorrhagie devaient
tenir à l'implantation du placenta sur l'orifice du col;
le toucher vaginal comfirma nos prévisions. Que faire,
en présence d'un danger aussi imminent ? La femme
n'était pas au terme de la grossesse ni en travail, et
pourtant il n'y avait pas un instant à perdre. Des deux
choses l'une : ou nous devions rester spectateur oisif de
la mort de nôtre malade, ou bien pratiquer l'accouchement forcé pour la sauver. Nous proposâmes donc
la version, elle fut acceptée.

La femme étant convenablement placée, la main

droite fut introduite dans les parties, le col qui était mou et légèrement entre ouvert se laissa pénétrer assez facilement, et après avoir décollé le placenta par la partie gauche de sa circonférence, nous arrivâmes sur la présentation que nous reconnûmes être une première position de l'épaule droite, la clavicule regardant le sacrum et le creux axillaire, le côté droit du bassin. Nous essayâmes de refouler le tronc à droite pour amener ensuite les pieds à gauche en *première position du pelvis*, mais nous nous aperçûmes que nous ne pouvions refouler à droite sans agir en même temps avec le poignet sur la portion non décollée du placenta, ce qui nous força d'essayer de faire sortir les pieds en *deuxième position* ou *calcanéo-cotyloïdienne droite;* mais, encore ici, nous fûmes arrêtés par le placenta qui obstruait le passage de ce côté. Ce fut alors qu'il nous vint à la pensée de renoncer à la *version pelvienne* et d'aller saisir la tête pour l'entraîner au détroit supérieur, en la faisant passer entre le côté gauche de l'orifice du col utérin et la portion décollée du placenta ; car le cas était pressant : le sang coulait à flots et la femme, pâle, décolorée, éprouvait déjà des lipothymies. Ce qui fut pensé fut fait, et nous pouvons le dire, avec la rapidité de l'éclair, tant la chose était facile. Aussitôt que la tête fut engagée à travers l'orifice utérin, l'hémorrhagie s'arrêta, et les contractions utérines qui s'étaient développées pendant la manœuvre, expulsèrent promptement l'enfant. Il était bien constitué, mais mort et d'une pâleur anémique.

DEUXIÈME OBSERVATION. — Quelque temps après le fait
que nous venons de citer, nous eûmes occasion d'en
observer un second analogue, rue du Paon, n° 8 ; la
personne qui fait le sujet de cette observation était en
travail, atteinte d'une hémorrhagie abondante, et as-
sistée d'une sage-femme, qui, se trouvant embarrassée
en présence d'un cas pareil, avait réclamé le secours
d'un médecin. Arrivé près de la patiente, le toucher
nous fit connaître la présence du placenta sur l'orifice
du col, qui, du reste, était déjà en partie ouvert. Nous
procédâmes sur-le-champ à la terminaison de l'accouchement ; la main droite arrivée sur la présentation,
après avoir décollé le placenta à gauche, nous reconnûmes, encore ici, une position de l'épaule droite. Cette
fois nous saisîmes immédiatement la tête, et bien que
les membranes fussent déjà rompues lors de notre
arrivée, nous l'amenâmes sans trop de difficulté au centre de l'excavation, en la faisant passer sous la portion
décollée du placenta ; puis, avec les deux mains réunies sur les parois abdominales, nous la fixâmes dans
cette nouvelle situation jusqu'à ce que les contractions
utérines l'eussent fait complétement engager à travers
l'orifice de la matrice. La version opérée, l'hémorrhagie s'arrêta aussttôt, et l'accouchement spontané ne
tarda pas a avoir lieu. L'enfant et la mère furent sauvés.

Nous regardons donc comme très-rationnel lorsqu'il
faut terminer l'accouchement à l'aide de la main seule
pour cause d'implantation du placenta sur l'orifice du
col de la matrice, et l'enfant se présentant par le tronc,

d'amener au détroit supérieur l'extrémité de l'ovoïde fœtal (*tête* ou *pelvis*) qui se trouve correspondre an côté du bassin vers lequel on aura décollé le placenta pour pénétrer dans l'utérus, à moins que la position n'ait été reconnue avant d'agir; car, dans ce cas, on aurait la précaution de décoller le gâteau vasculaire du côté auquel correspondraient les pieds, pour faire la version pelvienne.

IIe Ordre.

ACCOUCHEMENT INSTRUMENTAL.

L'accouchement instrumental est celui que l'on termine avec la main armée d'un instrument.

Les instruments dont on se sert à ce sujet sont, les uns mousses : *forceps, crochet-mousse, céphalotribe, levier, lac,* etc., et s'appliquent toujours sur le fœtus ; les autres tranchants ou aigus : *bistouri, crochet aigu, perce-crâne, ciseaux* de smelie, etc., agissent tantôt sur l'enfant, tantôt sur la mère.

Pour ne pas sortir des bornes que nous nous sommes tracées dans cet ouvrage, il ne sera question ici que des accouchements que l'on termine à l'aide du forceps.

DU FORCEPS.

Laissant de côté l'histoire de cet instrument et les diverses phases par lesquelles il a passé, nous dirons que le forceps d'aujourd'hui est une espèce de grande pince à deux branches, dans lesquelles on distingue la *jonction*, le *mors* ou *cuiller* et les *manches*.

A. La jonction s'opère à l'aide d'un pivot aplati et mobile et d'une mortaise destinée à recevoir ce dernier, répartis sur les deux branches; lorsqu'après l'application on veut les réunir, on passe le pivot de l'une dans la mortaise de l'autre, puis on tourne le premier de manière à placer son plus grand diamètre parallèlement au plus petit de l'ouverture qui le reçoit. Dans ces derniers temps, M. Cazeaux a fait ouvrir la mortaise sur un des côtés, dans le but de faciliter la réunion des deux branches de cet instrument.

B. Les mors, ou partie du forceps destinée à saisir la tête, sont percés d'une large fenêtre pour recevoir les bosses pariétales et présentent deux courbures, dont l'une sur les faces (*ancienne courbure*) et l'autre sur les bord (*nouvelle courbure*).

Remarque. — 1° La face concave est destinée à s'adapter à la convexité de la tête de l'enfant et la face convexe à la concavité du bassin de la mère;

2° Le bord concave doit s'accommoder à la convexité des pubis, et le bord convexe à la concavité du sacrum.

C. Les manches comprennent toute cette partie de l'instrument située en arrière de la *jonction*. Leur extrémité libre se recourbe à angle, de manière à former un crochet *mousse* plus ouvert sur l'un que sur l'autre manche.

Le crochet angulaire, le moins ouvert, est destiné à être appliqué, au besoin, dans le pli du jarret et le creux de l'aisselle. Il se termine par un bouton olivaire qui se dévisse pour mettre à nu *un crochet aigu* qu'il renferme.

Le crochet le plus large qui représente un angle presque droit, est destiné à être placé sur le pli de l'aine. Il est aplati à son sommet au lieu d'être olivaire comme l'autre et se dévisse à sa racine, dans laquelle se trouve un *perce-crâne.*

Par cette description du forceps actuel, quoique succincte, on voit quatre instruments (*forceps, crochet mousse, crochet aigu, perce-crâne*) réunis en un seul.

Enfin ajoutons à ce que nous venons de dire sur cet instrument, que la branche à pivot a reçu le nom de branche *mâle* et celle à mortaise celui de branche *femelle.*

Quels sont les cas qui réclament l'application du forceps ?

On doit recourir à cet instrument lorsque :

1° Il existe une légère disproportion entre le bassin de la mère et la tête de l'enfant, c'est-à-dire quand on n'a besoin de réduire cette dernière que d'environ un centimètre ;

2° Il y a enclavement ;

3° La tête reste trop long-temps au passage, par le seul fait du ralentissement du travail, parce qu'alors le fœtus risque de périr asphyxié ou apoplectique ;

4° Il survient des accidents (*hémorrhagie, éclampsie, syncopes, etc.*), qui compromettent la vie de l'enfant ou de la mère, ou des deux êtres à la fois.

Mais lorsqu'une de ces complications se présente, quand faut-il terminer l'accouchement à l'aide du forceps ? Quand faut-il le terminer avec la main seule ou par la version ? car ce genre de causes de parturition artificielle réclame tantôt l'un, tantôt l'autre de ces deux moyens, suivant que le travail est plus ou moins avancé, au moment où l'accident arrive.

Voici les règles à suivre à cet égard :

Des deux choses l'une : ou bien la tête a franchi le colutérin, ou bien elle est encore coiffée par celui-ci, quand il y a urgence d'agir.

Dans le premier cas, il n'y a pas de choix entre l'application du forceps et la version, il faut toujours terminer l'accouchement avec cet instrument :

1° Parce qu'on ne pourrait plus refouler la tète pour la faire rentrer dans la matrice ; cet organe étant revenu sur lui-même, elle a perdu, qu'on nous passe l'expression, droit de domicile dans cette cavité;

2° Parce que l'application du forceps est alors facile, et qu'il vaut mieux, toutes les fois qu'il est possible de saisir la tête, l'extraire avec cet instrument qne de faire la version pour amener l'enfant par les pieds, ce qui est plus dangereux pour lui.

Dans le second cas, c'est-à-dire lorsque la tête est encore enveloppée par le col, il faut établir deux distinctions : ou bien la tête est mobile au détroit supérieur, et alors on doit préférer la version au forceps, 1° parce que l'application en est très-difficile.

2° Parce qu'il n'est guère possible de conduire l'instrument assez haut avec les doigts, ce qui expose à se fourvoyer, et par cela même, à déchirer l'extré-

16.

mité supérieure du vagin et le col utérin lui-même.

Ou bien la tête est immobile à ce même détroit supérieur, ce qui ne saurait avoir lieu (*les parties étant à l'état normal*) sans qu'elle soit descendue plus ou moins dans l'excavation, et alors on peut à la rigueur opter entre la *version* et le *forceps*; mais il vaut mieux donner la préférence à ce dernier, surtout si les membranes sont rompues depuis long-temps, parce que retourner l'enfant dans ce cas serait chose par trop douloureuse pour la mère, et difficile pour l'accoucheur, si elle n'était devenue impossible.

3° L'accouchement artificiel est indiqué par le seul fait d'une présentation vicieuse ou déviée du sommet de la tête et quand la matrice est tellement resserrée qu'il n'est plus possible de refouler pour terminer avec la main seule;

4° La tête détachée du tronc est restée seule dans les parties de la femme.

Où la tête peut-elle se trouver quand il est urgent d'appliquer le forceps?

Lorsqu'il y a indication de recourir à cet instrument la tête peut se trouver :

1° En position directe antéro-postérieure au détroit inférieur, c'est-à-dire en position *occipito et fronto-pubienne*;

2° En position diagonale et transversale dans l'excavation, c'est-à-dire avant qu'elle n'ait exécuté son mouvement de rotation;

3° En diagonale et transversale au détroit supérieur ;

4° En directe occipito et fronto-pubienne à ce même détroit (cas rare).

Règles générales à suivre dans l'application du forceps.

A. Le forceps ne doit jamais être placé ailleurs que sur la tête, toujours sur les parties latérales ou auriculaires et parallèlement à son diamètre occipito-mentonnier, excepté dans un cas d'enclavement bipariétal où l'on est forcé de placer une branche sur l'occiput et l'autre sur le front.

Il est encore quelques autres circonstances dans lesquelles on s'écarte de cette règle et que nous ferons connaître plus tard.

B. Il faut toujours introduire les branches de l'instrument en suivant la direction des axes du bassin.

C. La branche à pivot, branche mâle ou branche gauche, doit toujours être introduite de la main gauche vers le point de la demi-circonférence gauche du bassin où se trouve l'un des côtés (*tempe*) de la tête.

De même, la branche à mortaise, branche femelle ou branche droite, doit être appliquée avec la main droite vers le point de la moitié droite du bassin où se trouve l'autre *tempe* ou région auriculaire.

Ceci peut souffrir quelqu'exception que nous ferons connaître quand elle se présentera.

D. Lorsqu'on introduit la branche gauche avec la

main gauche, on conduit la cuiller avec les quatre derniers doigts de la main droite, quelquefois avec la main entière préalablement placée entre le côté gauche de la vulve et la tête du fœtus. Réciproquement, quand on applique la branche droite avec la main droite, on glisse la cuiller sur la face palmaire de la main gauche placée à l'avance entre la tête et le côté droit de la vulve, et cela, dans le but d'éviter de confondre la tête et de prévenir des déchirures du vagin et du col de la matrice.

E. Règle générale : on peut toujours introduire la première la branche à pivot, excepté pourtant dans les positions transversales, quelque soit la hauteur de la tête, et même dans les diagonales gauches au détroit abdominal, c'est-à-dire, *occipito, fronto* (sommet) et *mento* (face) cotyloïdienne gauche, parce que, dans ce cas, il est urgent de commencer par l'introduction de la branche qui doit se placer derrière les pubis. Or, c'est la branche à mortaise ; plus tard nous en ferons connaître les motifs.

F. Le forceps étant appliqué, il faut que le pivot et la mortaise regardent :

1° La symphyse pubienne dans les positions *occipito, fronto-pubienne* (sommet) et *mento-pubienne* (face) ;

2° La cuisse gauche dans les positions occipito-diagonale et occipito-transversale gauches ; la cuisse droite dans les occipito-diagonale et occipito-transversale droites, et de plus, le manche de l'instrument doit être autant que possible parallèle au membre pelvien, vers lequel il est incliné, *gauche* dans le premier cas, *droit* dans le second.

G. Dans les positions diagonales, le forceps étant appliqué, il faut que le bord concave des cuillers regarde la cavité cotyloïde à laquelle correspond la partie de la tête (*occiput* ou *front* dans la présentation du sommet et *menton* dans celle de la face, qui doit être ramenée sous l'arcade des pubis, afin, qu'après le mouvement de rotation, ce bord se trouve aussi sous cette même arcade. Ainsi, dans les positions *occipito, fronto* et *mento*-cotyloïdiennes gauches (*première* et *troisième diagonales*), il devra regarder la cavité cotyloïde gauche, tandis que dans les positions *occipito, fronto* et *mento*-cotyloïdiennes droites (*deuxième* et *quatrième diagonales*) il sera dirigé vers la cavité *cotytoïde droite*.

H. Dans les positions transversales, ce même bord concave devra regarder directement à gauche dans les : *occipito* (sommet) et *mento* (face) iliaques gauches transversales, et directement à *droite* dans les positions *opposées*, et cela, pour les mêmes motifs que dans les positions diagonales.

REMARQUE. — Dans les diagonales droites, la branche droite ou à mortaise étant appliquée la dernière au-dessous de la tête, pour éviter le décroisement, doit passer entre la branche déjà introduite et la cuisse droite de la femme.

I. Les branches du forceps étant appliquées et réunies,

il faut s'assurer si les parties de la femme ne se trouvent pas pincées et si la tête est bien saisie; pour cela,
on exerce une certaine pression et quelques légères
tractions sur l'instrument.

J. On ne doit jamais appliquer le forceps que le col
utérin ne soit complétement dilaté et les membranes
rompues; en négligeant ce précepte, on s'exposerait :

1° A déchirer le col de l'utérus ;

2° A engager l'extrémité des cuillers dans le cul-de-
sac que forment le col et l'extrémité supérieure du
vagin, et par cela même, à déchirer cette partie ;

3° Enfin, à déterminer un prolapsus de la matrice,
en tirant sur la tête encore coiffée par le col de cet
organe.

K. Pour appliquer le forceps, on peut en tenir les
branches de deux manières, lors de leur introduction,
savoir : ou bien on les saisit fort élégamment comme
une plume à écrire, ou bien on les tient comme un
bistouri avec lequel on se propose de faire des inci-
sions. Cette dernière manière est moins gracieuse,
mais elle est beaucoup plus sûre que la première, qui
permet facilement à l'instrument de vaciller. C'est
aussi celle que nous préférons quand il faut agir sur
la femme et non sur le mannequin.

L. Lorsque l'emploi du forceps est indiqué, il faut :

1° En prévenir la femme, la préparer à cette opération en lui faisant concevoir qu'elle ne doit nullement
nuire, ni à son enfant, ni à elle-même;

2° Une fois qu'elle est décidée, la placer comme pour faire la version;

3° Chauffer l'instrument, au moins en hiver, en le plongeant dans de l'eau tiède;

4° Graisser les cuillers pour en faciliter l'introduction.

APPLICATION DU FORCEPS, la tête étant en directe au détroit inférieur. — POSITIONS OCCIPITO ET FRONTO-PUBIENNE.

Bien que le mot application du forceps soit employé comme synonyme d'extraction de la tête de l'enfant à l'aide de cet instrument, nous avons besoin de faire remarquer que cet opération se divise en deux temps bien distincts, savoir : le premier comprend les règles de l'introduction ou de l'application des deux branches qui composent le forceps; le second comprend la manière d'extraire la tête une fois qu'on l'a bien saisie. Cela posé et bien compris, nous dirons que lorsque la tête est au détroit périnéal, placée dans le sens antéro-postérieur, que l'occiput soit en avant ou en arrière, l'application est la même; le *temps de l'extraction seul* présente quelque différence. Aussi, nous nous bornerons à décrire un seul manuel opératoire, en ayant soin de noter les modifications à porter à mesure qu'elles se présenteront.

Après avoir placé la femme convenablement, chauffé et graissé l'instrument, on saisit la branche gauche à pleine main vers le pivot, et on introduit l'extrémité des quatre derniers doigts de la main droite entre le côté

gauche de la vulve et la tête du fœtus, puis on présente
la cuiller à la vulve, tandis que l'on couche ou l'on
incline le manche vers l'aine droite de la femme; on
glisse le mors par un mouvement d'avant en arrière,
sur la face palmaire des doigts qui doivent lui servir de
conducteur jusqu'à la profondeur de quatre à six centimètres. Mais alors, pour plus de facilité, tout en retenant
la cuiller, en pressant dessus avec le pouce de la main
droite, on reporte la main gauche sur l'extrémité du
crochet, et on continue l'introduction en ramenant le
manche de dehors en dedans et de haut en bas, c'est-à-
dire en l'abaissant vers la ligne médiane jusqu'à ce que
le pivot soit au niveau de la symphyse pubienne, et à
peu près à la hauteur de cette dernière si l'occiput est
en avant, et un peu au-dessous s'il est arrière; et cela
dans le but de saisir la tête, autant que possible dans
le sens de son diamètre occipito-mentonnier.

Cette première branche étant appliquée, on la confie à un aide qui aura bien soin de ne pas la laisser se
déranger, et on procède à l'introduction de la branche
droite. On la saisit donc avec la main droite près de
la mortaise, et après avoir placé les quatre derniers
doigts de la main gauche entre le côté droit du vagin
de la femme et la tête de l'enfant, on présente la
cuiller à la vulve en la passant au-dessus de la première branche, en même temps que l'on incline le
manche vers l'aine gauche; on glisse le mors sur la face
palmaire de la main gauche, par un mouvement d'a-

vant en arrière jusqu'à une certaine profondeur ; puis pendant qu'avec le pouce de la main qui sert de conducteur, on presse sur la cuiller, on reporte la main droite sur le crochet, et on continue ensuite l'introduction, en abaissant le manche de manière à ce que la mortaise vienne joindre le pivot ; cela fait, on réunit les deux branches, on fixe bien l'instrument sur la tête de l'enfant en serrant les deux crochets l'un contre l'autre à l'aide d'un ruban ou d'un mouchoir dont on fait des espèce de 8 ; on recouvre le manche du forceps d'un linge sec, pour qu'il ne s'échappe pas, et on procède à l'extraction de la tête , c'est-à-dire *au deuxième temps de l'opération.* Pour cela, on se place entre la cuisse droite de la femme et le forceps, on applique la main droite près du crochet (*en supination sous le manche si l'occiput est avant,* en *pronation au-dessus s'il est en arrière*) et la main gauche en pronation (*dans les deux cas*) sur la racine des cuillers près de la vulve ; puis on tire lentement sur l'instrument en lui faisant exécuter des mouvements d'oscillation ou de latéralité, et en le *relevant* vers le ventre de la femme, *si c'est une position occipito-pubienne* pour que le front, la face et le menton se dégagent successivement à la commissure postérieure ; en *l'abaissant* au contraire vers le périnée, si c'est une position *fronto-pubienne* ou *occipito-sacrale,* pour que le ront, la face et le menton se dégagent successivement au-dessous de l'arcade des pubis, comme dans l'accouchement naturel.

Toutefois notons que, dans cette dernière position, avant de chercher à défléchir la tête en portant l'instrument en bas et en arrière, il faut commencer par l'élever jusqu'à ce que l'occiput ait franchi la commissure postérieure.

REMARQUE. —Lorsque la tête a franchi le cercle pelvien inférieur, qu'elle n'est plus que coiffée par les parties molles, au lieu de continuer l'extraction avec le forceps, quelques accoucheurs conseillent de le retirer pour prévenir les déchirures du périnée. Pour cela on désunit les deux branches et on les retire l'une après l'autre, en commençant par la dernière introduite et en leur faisant parcourir un chemin opposé à celui qu'elles ont suivi pendant leur introduction.

Selon nous, ce conseil n'est pas bon à suivre : 1° parce qu'il nous paraît irrationnel lorsqu'il est urgent de terminer promptement l'accouchement pour un accident qui compromet la vie de l'enfant ou de la mère ;

2° Parce qu'il est possible d'éviter la rupture du périnée, en agissant lentement et convenablement, lorsque la tête n'a plus qu'à franchir la vulve. Tout au plus un pareil conseil serait-il applicable, lorsqu'on a recours au forceps pour un cas d'étroitesse du bassin.

APPLICATION DU FORCEPS dans les diagonales, la tête étant descendue dans l'excavation pelvienne ; mais n'ayant pas encore exécuté son mouvement de rotation.

Quand la tête est descendue dans l'excavation du bassin, elle peut se trouver située parallèlement au diamètre diagonal gauche ou au diamètre diagonal droit et l'occiput tantôt en avant, tantôt en arrière.

A. POSITION DIAGONALE GAUCHE.—Dans cette position, le plus ordinairement l'occiput correspond au trou sous-pubien gauche et le front à l'échancrure sciatique droi-te ; quelquefois c'est le front qui est en avant et l'occiput en arrière, c'est-à-dire que la tête se trouve en *première* ou en *troisième diagonale*; mais comme ceci ne change rien dans l'application du forceps, nous ne décrirons qu'un seul manuel opératoire. On commence par ap-pliquer la branche gauche que l'on saisit avec la main homonyme; on en présente la cuiller à la vulve, tout en couchant le manche, non sur le pli de l'aine com-me dans une position directe antéro-postérieure, mais seulement sur le pubis droit, et après avoir introduit les quatre derniers doigts de la main droite vers l'é-chancrure sciatique gauche, à laquelle correspond l'un des côtés de la tête, on glisse le mors de l'instrument sur la face palmaire de la main qui lui sert de con-ducteur par un mouvement d'avant en arrière et de droite à gauche, pendant qu'avec la main gauche, re-portée sur l'extrémité du manche, on abaisse celui-ci de *droite à gauche* jusqu'à ce qu'il soit parallèle à la cuisse gauche et que le pivot regarde la cavité cotyloïde correspondante, afin que la tête soit saisie dans le sens de sa longueur (*diamètre occipito-mentonnier*). Cette bran-che étant appliquée, on la confie à un aide intelligent et on procède à l'introduction de la branche droite; on la saisit donc avec la main droite, on place les quatre derniers doigts de la main gauche sous le pubis droit, puis, on présente la cuiller à la vulve tout en inclinant le manche vers le pubis gauche et en passant au-dessus de la première branche. On en glisse ensuite par un mouvement d'avant en arrière et de gauche à droite, le mors sur la face palmaire qui doit lui servir de conducteur, tandis qu'avec la main droite, reportée sur l'extrémité du manche, on abaisse celui-ci de manière à ce que la mortaise vienne rejoindre le pivot; puis on réunit les deux branches, et on les fixe à l'aide d'un lac.

L'instrument étant appliqué et la tête bien saisie, on procède à son extraction qui se divise en deux temps : *dans le premier*, on lui fait exécuter un *mouvement de rotation* pour la placer en directe au détroit inférieur, c'est-à-dire pour ramener l'occiput ou le front, suivant qu'il s'agit d'une *occipito ou d'une fronto-cotyloïdienne gauche*, sous l'arcade pubienne, et, dans le second, on lui fait exécuter un mouvement de déflexion ou d'extension pour lui faire franchir ce même orifice.

Premier temps. — On saisit l'instrument, les deux mains en pronation, l'une près de la vulve et l'autre près des *crochets*; on l'abaisse d'abord; puis on le porte de dedans en dehors et de bas en haut vers la cuisse gauche; puis on le ramène de dehors en dedans jusqu'à ce que le pivot regarde la symphyse pubienne, c'est-à-dire qu'il faut faire exécuter au manche un arc de cercle ou un demi-mouvement de circonduction à convexité externe.

Deuxième temps. — Une fois que la position diagonale a été transformée en position directe antéro-postérieure, on extrait la tête comme il a été dit dans le chapitre précédent.

APPLICATION DU FORCEPS dans une diagonale gauche (OCCIPITO ET FRONTO-COTILOÏDIENNE GAUCHE), **la tête étant encore au détroit supérieur.**

Nous rapprochons ce cas du précédent, attendu que la tête se trouvant placée dans la même direction. L'application du forceps est la même, à cela près que :

1° La main destinée à conduire la cuiller, doit être introduite tout à fait, à l'exception du pouce dans les parties de la femme, vers l'une des symphyses sacro-iliaques (*symphyse droite*, pour conduire la *branche* droite, et *vice versâ*, pour la *branche gauche*) et le plus haut possible, de manière à ce que l'extrémité des doigts se trouve placée entre le bourrelet du col utérin et la tête de l'enfant;

2° La cuiller doit pénétrer très-profondément et en longeant la partie postérieure du bassin;

3° Le manche doit être abaissé davantage vers le plancher, afin qu'il soit parallèle à l'axe du détroit périnéal, tandis que la cuiller pénètre dans la matrice en suivant la ligne du détroit abdominal;

4° Lors de l'introduction de la branche droite, elle doit être dirigée d'abord vers la symphyse droite pour être ramenée ensuite derrière la cavité cotyloïde du même côté, parce qu'elle ne pourrait être portée directement vers ce dernier point trop élevé. Pour cela, après avoir placé la main gauche au devant de la symphyse sacro-iliaque droite, on glisse sur elle le mors de l'instrument, jusqu'à ce qu'il arrive sur le front de l'enfant, puis avec cette main, on presse d'arrière en avant sur le bord convexe de la cuiller pour la faire glisser sur la tempe droite, vers la cavité cotyloïde droite, en même temps qu'avec la main droite on couche et on abaisse le manche jusqu'à ce qu'il soit dans la direction de la cuisse gauche.

Quand une fois l'instrument est bien appliqué, il faut :

1° Entraîner la tête dans l'excavation en tirant sur les cuillers dans le sens de l'axe du détroit abdominal avec la main gauche en supination placée près de la vulve et en relevant en même temps et en portant le manche vers la partie interne de la cuisse gauche avec la main droite en pronation, placée près des crochets;

2° Lui faire exécuter son mouvement de pivot ou de rotation de gauche à droite, pour ramener l'occiput ou le front sous l'arcade pubienne, suivant que l'on a affaire à une *occipito* ou *fronto-cotyloïdienne gauche*;

3° L'extraire tout à fait en suivant dans ces deux derniers temps de l'opération, les règles déjà connues.

APPLICATION DU FORCEPS dans les positions diagonales droites, tant dans l'excavation qu'au détroit supérieur du bassin.

Quand la tête est placée parallèlement au diamètre

oblique droit, le manuel opératoire est le même que lorsqu'elle se trouve dans la direction du diamètre diagonal gauche, avec cette différence pourtant que :

1° La branche gauche doit être placée en avant et à gauche et la branche à mortaise en arrière et à droite du bassin (*ce qui est l'opposé de ce qu'on fait dans les diagonales gauches*) ;

2° Par cela même, pendant que les cuillers pénètrent dans les parties de la femme, il faut incliner le manche vers la cuisse droite, de manière à ce que le pivot et la mortaise viennent regarder la cavité cotyloïde correspondante ;

3° Si la tête est encore au détroit supérieur, porter d'abord l'extrémité de la cuiller à pivot sur le front vers la symphyse sacro-iliaque gauche, pour la ramener ensuite derrière la cavité cotyloïde du même côté sur la tempe qui est derrière cette partie ;

4° La branche à mortaise doit passer entre la branche gauche premièrement appliquée, et la cuisse droite ; ce qui offre quelquefois de grande difficultés. Pour obvier à cet inconvénient, on peut surtout, quand la tête est déjà descendue dans l'excavation ; commencer par appliquer la branche à mortaise et terminer par celle à pivot. Mais alors, au lieu d'introduire cette dernière comme nous l'avons démontré jusqu'ici et comme on l'enseigne généralement, ce qui amènerait nécessairement le pivot au-dessus de la mortaise et partant l'impossibilité de réunir les deux branches, à moins qu'on ne se fût servi du forceps de Tersinati qui porte un pivot au-dessus et un autre au-dessous de la branche gauche. Voici comment on s'y prend : la branche droite étant préalablement appliquée au-dessous de la tête, en arrière et à droite du bassin, on porte la branche gauche au-dessous de celle-ci, et on présente la cuiller à la vulve de bas en haut; tandis que l'extrémité du manche regarde le plancher; puis on la glisse sur la face palmaire de la main droite, placée derrière le pubis gauche, et à mesure que l'instrument pénètre dans les parties de la femme, on relève le manche jusqu'à ce que le pivot vienne rejoindre la mortaise, et on réunit les deux branches.

Lorsque les choses en sont là, quelque soit le procédé que l'on ait suivi dans l'application des branches de l'instrument, on procède à l'extraction de la tête; pour cela il faut : 1° après s'être placé entre la cuisse gauche et l'instrument, l'entraîner dans l'excavation, si elle est encore au détroit abdominal, en tirant sur la racine des cuillers dans le sens de l'axe de cet orifice avec la main droite en supination placée près de la vulve, tandis qu'on relève et on porte le manche vers la partie interne de la cuisse droite avec la main gauche en pronation près des crochets;

2° Lui faire exécuter un mouvement de rotatiou de droite à gauche, pour ramener l'occiput, si c'est une position *occipito-cotyloïdienne* et le front, si c'est une *fronto-cotyloïdienne* droite sous l'arcade pubienne; à cet

effet, on saisit l'instrument, les deux mains en pronation, la droite près de la vulve et la gauche près des
crochets; on abaisse d'abord ce dernier, puis on le relève en le portant de dedans en dehors, vers la cuisse
droite et on le ramène ensuite de dehors en dedans jusqu'à ce que le pivot regarde la symphyse des pubis. Ce
mouvement une fois opéré, on se replace entre le forceps
et la cuisse droite, comme lors d'une application du forceps dans une position directe antéro-postérieure, au
détroit inférieur;

3º L'extraire tout à fait en suivant les règles établies
à l'occasion de cette dernière position.

**APPLICATION DU FORCEPS, la tête étant placée
en position directe, occipito et fronto-pubienne, au détroit supérieur.**

Le premier temps de l'opération ou celui de l'introduction des branches est le même qui si on avait à
appliquer cet instrument dans une des positions occipito et fronto-pubiennes, au détroit inférieur. Ainsi la
branche à pivot est introduite de la main gauche, la
première directement à gauche et la branche à mortaise est portée avec la main droite directement à droite
du bassin, c'est-à-dire qu'elles doivent être placées aux
extrémités du diamètre bisiliaque ou transversal de
l'excavation pelvienne; mais comme la tête est très-
élevée, il faut :

1º Que la main destinée à servir de conducteur aux

18.

cuillers, pénètre toute entière, à l'exception du pouce, dans les parties de la femme ;

2° Que les cuillers soient dirigées d'abord vers les parties postérieures et latérales du bassin, pour les faire pénétrer dans la matrice, d'arrière en avant, en suivant la direction de l'axe du détroit abdominal, pendant qu'on abaisse fortement les manches vers le plancher.

Quand une fois les deux branches de l'instrument sont appliquées, et la tête bien saisie, on procède à son extraction, c'est-à-dire au second temps de l'opération qui consiste :

1° A refouler un peu de bas en haut pour dégager la tête du détroit supérieur et la placer ensuite en diagonale gauche, c'est-à-dire porter l'occiput si c'est une occipito, et le front, si c'est une fronto-pubienne, derrière la cavité cotyloïde gauche ;

2° L'entraîner dans l'excavation pelvienne ;

3° Lui faire exécuter un mouvement de rotation pour ramener la tête en directe antéro-postérieure au détroit inférieur ;

4° L'extraire, enfin, tout à fait en suivant, pendant toute cette manœuvre, les règles précédemment établies (*voir au besoin l'application du forceps dans les diagonales au détroit supérieur.*)

APPLICATION DU FORCEPS dans les positions transversales du sommet de la tête.

Lorsque la tête est située transversalement, c'est-à-dire parallèlement au diamètre bisiliaque, il faut placer les branches de l'instrument aux extrémités du diamètre *sacro-pubien,* c'est-à-dire l'une derrière les pubis et l'autre au devant du sacrum, mais de manière à ce que leur bord concave regarde *l'occiput,* pour ramener ce dernier sous l'arcade pubienne et le faire sortir le premier; pour cela on introduit, la première, la branche qui doit être placée en avant sur la tête, parce que, ne pouvant la porter directement vers ce point, on commence par la diriger vers la partie postérieure du bassin en dessous de la tête, pour la ramener ensuite au-dessus, en la faisant glisser sur le front. Or, son application serait empêchée par la présence de la branche qui doit rester au devant du sacrum, si on commençait par cette dernière ; ainsi,

A. DANS LA POSITION occipito-ilium transversale gauche, on introduit la branche à mortaise la première, parce qu'elle doit être placée derrière la symphyse-pubienne. On dirige donc la cuiller, d'abord vers la partie postérieure droite du bassin, au-dessous de la tête ; puis avec la main qui a servi de conducteur, on pousse d'arrière en avant et de droite à gauche sur son bord convexe, pour la faire glisser sur le front et la ramener enfin derrière les pubis, pendant qu'avec la main droite on abaisse et on couche le manche jusqu'à ce que la mortaise regarde directement la partie interne de la cuisse gauche.

Cette branche étant convenablement appliquée, on

introduit la branche gauche en arrière du bassin, en dessous de la tête, en ayant soin d'abaisser et de coucher le manche jusqu'à ce que le pivot aille réjoindre la mortaise, et on réunit les deux branches; cela fait, on s'assure si la tête est bien saisie, et si les organes maternels ne sont pas pincés; on entraîne la tête dans l'excavation si elle est encore au détroit supérieur, on lui fait exécuter un mouvement de rotation d'arrière en avant et de gauche à droite, qui ramène l'occiput sous l'arcade pubienne, en se comportant comme dans une diagonale gauche, puis on extrait tout à fait la tête, comme si elle s'était présentée primitivement en occipito-pubienne, au détroit inférieur.

B. Dans la position occipito-ilium transversale droite. on introduit, la première, la branche à pivot; du reste, comme dans une diagonale droite, mais en ayant soin de la diriger d'abord vers la partie postérieure gauche du bassin, pour la ramener ensuite derrière les pubis en dessus de la tête, en la faisant glisser sur le front, et cela, en pressant sur le bord convexe de la cuiller d'arrière en avant et de gauche à droite avec les doigts de la main droite qui lui a servi de conducteur, pendant qu'avec la main gauche on abaisse et on couche le manche jusqu'à ce que le pivot regarde directement la partie interne de la cuisse droite; puis on se comporte pour l'introduction de la branche à mortaise et pour l'extraction de la tête, comme dans une position diagonale droite (*voir au besoin l'application du forceps dans cette dernière position*).

APPLICATION DU FORCEPS dans le cas d'enclavement bipariétal.

Avant de décrire l'application du forceps dans le cas d'enclavement bipariétal, nous nous trouvons forcé d'entrer dans quelques détails sur l'enclavement en général.

Et d'abord, qu'est-ce que l'enclavement ?

On dit que la tête est enclavée toutes les fois que, prise dans le bassin par deux points opposés de son contour, elle ne peut plus descendre sous l'influence des seules forces expultrices, ni être refoulée par la main de l'accoucheur, ou tout au moins ne peut l'être que très-difficilement.

QUELLES SONT LES CONDITIONS NÉCESSAIRES POUR QUE CET ACCIDENT PUISSE AVOIR LIEU ?

Il faut : 1° que la disproportion, entre le bassin de la femme et la tête du fœtus, ne soit pas trop considérable, pour que cette dernière puisse s'engager à travers le détroit supérieur jusque près de sa plus grande épaisseur; 2° que la matrice se contracte long-temps avec énergie et d'une manière soutenue.

QUELS SONT LES SIGNES DE L'ENCLAVEMENT ?

On a donné comme symptômes caractéristiques de cet accident la tuméfaction du cuir chevelu et le boursouflement considérable du col utérin, du vagin et des parties externes de la génération. Ces phénomènes, à la vérité, se montrent dans l'enclavement, mais on peut les observer sans ce dernier; par cela même, à eux seuls, ils ne suffisent pas pour établir le diagnostic.

Nous dirons donc que l'on sera seulement en droit de conclure à l'existence de cet accident, lorsque avec les signes précédents : 1° on verra que la tête, déjà engagée à travers le détroit abdominal, reste depuis long-temps immobile malgré les contractions énergiques et soutenues de la matrice ; et 2° lorsqu'en même temps il sera, sinon impossible, du moins très-difficile de la refouler avec la main au-dessus de cet orifice.

QUELLES SONT LES INDICATIONS A REMPLIR ?

Lorsque cet accident a été reconnu, il faut y remédier le plus promptement possible, afin de prévenir les dangers qu'il peut entraîner pour la mère et le fruit, si on le laisse persister. On doit donc recourir à l'application du forceps, et souvent ce moyen réussit. Lorsqu'il échoue et que l'enfant est mort, on pratique la céphalotomie à l'aide du céphalotribe, ou bien on vide la tête et on l'extrait ensuite avec le crochet aigu. Le premier de ces deux instruments est préférable au second, parce qu'il est moins dangereux pour la femme.

Jusque là, les accoucheurs sont d'accord ; mais il n'en est pas de même lorsque l'enfant est vivant. Ici, la question devient extrêmement délicate, aussi, les opinions sont-elles partagées sur ce point. En France, les uns, c'est le plus grand nombre, veulent qu'on agisse sur la mère, parce que, disent-ils, nul n'a le droit de tuer un enfant ; et en opérant sur la mère, bien que l'on soit presque certain de la sacrifier, on ne la tue pas, parce qu'elle ne meurt pas sous le cou-

teau ; seulement, elle succombe par suite de l'opération. Comme si, humainement parlant, ce n'était pas
la même chose ! M. Velpeau rejette l'opération césarienne, mais il conseille la symphyséotomie. Les autres
veulent qu'on sacrifie toujours l'enfant à la mère,
c'est-à-dire ils veulent qu'on pratique la céphalotomie. Nous partageons cette dernière opinion qui, du
reste , est généralement adoptée en Angleterre, en
Allemagne, en Hollande, etc., parce que, tout bien
considéré, nous y trouvons plus d'humanité que dans
la première. En pratiquant l'opération césarienne ou
la section interpubienne, on sacrifie presque certainement la mère, puisque, dans ce cas, la mort est la
règle générale et la guérison l'exception, et cela, pour
amener le plus souvent un cadavre ou tout au moins
un être, tellement malade, qu'il cesse de vivre peu de
temps après sa naissance. Comment, en effet, pour
rait-il en être autrement, quand on sait : 1° que l'en
clavement ne saurait avoir lieu que lorsque les eaux
se sont écoulées depuis long-temps et que la matrice
s'est contractée énergiquement et longuement sur le
fœtus ;

2° Que ce n'est qu'après bien des tentatives infruc-
tueuses, pour entraîner la tête avec le forceps et avoir
plus ou moins temporisé, qu'on se décide à pratiquer
sur la mère une opération que l'on sait devoir être
presque nécessairement funeste pour elle, c'est-à-dire
lorsqu'on n'a guère plus de chance de sauver le fruit,

en supposant que l'on soit certain de son existence au moment d'opérer, et cela, avec d'autant plus de raison qu'une fois l'opération faite l'enfant n'est pas à l'abri de toute action nuisible pour lui; car, a-t-on ouvert le ventre et la matrice pour l'extraire par là, il faut d'abord dégager la tête du détroit supérieur, ce qui nécessite des tractions fortes sur les membres pelviens ou une pression analogue sur la tête, avec une main introduite dans les parties pour la refouler de bas en haut, ou même les deux manœuvres simultanément.

Au contraire, a-t-on recours à la section du cartilage interpubien pour agrandir le bassin, celle-ci opérée, il faut encore le plus souvent extraire la tête avec le forceps.

Ajoutons enfin, pour terminer ces considérations sur la céphalotomie dans le cas de dystocie qui nous occupe, que les partisans de la gastro-hystérotomie et de l'opération sigaultienne la pratiquent eux-mêmes, quelquefois sur un enfant vivant, croyant agir sur un fœtus mort, tant les signes de vie ou de mort de ce dernier sont le plus souvent obscurs.

Du reste, quand un cas de ce genre se présente, avant d'agir, on doit s'étayer de l'avis d'un ou de deux confrères, pour mettre sa responsabilité à couvert.

La tête peut se trouver enclavée entre les pubis et l'angle sacro-vertébral dans le sens de son diamètre *occipito-frontal* et suivant son diamètre *bipariétal* ou *transversal*.

La première variété est très-rare, et lorsqu'elle se présente, on applique le forceps comme il a été dit à l'occasion des positions *occipito* et *fronto*-pubiennes au détroit supérieur; puis, on tire sur la tête dans la direction de l'axe de cet orifice pour lui faire franchir l'obstacle; et, si l'on réussit, on se comporte ensuite pour le reste de la manœuvre, en observant les règles établies pour l'extraction de la tête arrivée au détroit inférieur.

La deuxième variété, c'est-à-dire l'enclavement bipariétal est la plus commune. Ici, les branches du forceps ne peuvent pas être appliquées sur les côtés de la tête, puisque les bosses pariétales sont fortement serrées entre les pubis et l'angle sacro-vertébral. On est donc forcé d'en placer une sur la face et l'autre sur l'occiput. Pour cela, on les introduit directement sur les parties latérales du bassin, c'est-à-dire vers les extrémités du diamètre bisiliaque et d'après les règles établies dans les positions directes *occipito* et *fronto*-pubiennes. Quand une fois la tête a été saisie de cette manière, on cherche à l'entraîner dans l'excavation en tirant sur l'instrument dans la direction de l'axe abdominal, et en lui faisant exécuter des mouvements de *va* et de *vient*, en *avant* et en *arrière*, à *droite* et à *gauche*, comme lorsqu'on veut arracher un clou avec des tenailles; mais toujours en ménageant autant que possible les organes maternels. Si le détroit inférieur participe au rétrécissement antéro-postérieur, on continue d'extraire la tête dans cette direction ; sauf ce cas fort exceptionnel, lorsqu'on est parvenu à lui faire franchir l'obstacle, on ôte l'instrument pour le réappliquer sur les côtés de la tête, comme dans une des positions transversales *droite* ou *gauche*, suivant que l'occiput est à droite ou à gauche du bassin, et on achève comme il a été dit à l'occasion de ces dernières.

Quelques accoucheurs, M. Moreau entre autres, veulent qu'après avoir appliqué les branches du forceps sur l'occiput et la face, on refoule la tête au-dessus de l'obstacle, au lieu de l'entraîner au-dessous, puisqu'on réapplique l'instrument sur les bosses pariétales, pour se comporter ensuite comme dans une diagonale ou transversale. Mais qu'il nous soit permis de faire remarquer en passant, que le refoulement dans un cas de véritable enclavement doit être, quoi qu'en disent certains accoucheurs actuels, toujours impossible, puisque cet accident ne peut survenir qu'après des contractions énergiques et long-temps prolongées, c'est-à-dire lorsque la matrice a eu le temps de se durcir et de se mouler sur l'enfant. Nous avons échoué une fois dans des tentatives de ce genre, et nous sommes convaincus que ceux qui donnent ce conseil ne l'ont jamais mis à exécution, pour le cas dont il s'agit ici.

APPLICATION DU FORCEPS dans la présentation de la face.

Lorsque la face se présente la première, on applique le forceps comme dans une présentation du sommet, mais de manière à ce que le bord concave des cuillers regarde le point du bassin auquel correspond le menton, afin de le ramener sous l'arcade des pubis et de le faire sortir avant l'occiput.

A. Quand la tête est arrivée au détroit périnéal, le menton situé sous l'arcade pubienne, on applique l'instrument et on extrait la tête comme dans une occipito-pubienne du sommet. Ainsi, or place la branche à pivot directement à gauche ; la branche à mortaise au point diamétralement opposé du bassin ; on relève ensuite le forceps vers le ventre de la femme, pour que la face, le front, le sommet et l'occiput se dégagent successivement à la commissure postérieure de la vulve, pendant que le menton remonte au devant de la symphyse des pubis.

B. Quand le menton regarde le côté gauche du bassin, (*mento-iliaque gauche*), quelque soit la hauteur de la tête, il faut diriger la concavité de la courbure sur les bords vers ce point, afin que, par le mouvement de rotation, le menton soit ramené sous l'arcade pubienne, c'est-à-dire qu'on se comporte ici pour l'application de l'instrument, quant au mouvement de rotation à faire exécuter à la tête, et à l'extraction totale de cette dernière, comme dans une position *occipito-iliaque gauche diagonale*, ou *transversale du sommet*, suivant que la tête est obliquement ou transversalement située, en ayant soin pour la position transversale, d'introduire la première la branche qui doit être placée derrière les pubis (*branche à mortaise*) et cela en la portant d'abord en dessous, pour la ramener ensuite en dessus de la tête. Nous en avons exposé les motifs à l'occasion des positions *occipito transversales* du sommet.

C. Quant au contraire le menton est à droite, (*mento-iliaque droite*), on dirige la concavité des bords des cuillers vers le côté droit du bassin, c'est-à-dire qu'on se comporte pour cette position de la face comme dans une *occipito-iliaque droite du sommet*, et si la position est transversale, on introduit la branche à pivot, d'abord en arrière et à gauche du bassin, pour le ramener ensuite en dessus de la tête, derrière les pubis, en suivant les règles déjà connues. Cela fait :

1° On entraîne la face dans l'excavation, si la tête est encore au détroit supérieur (*très-rare*) ;

2° On lui fait exécuter un mouvement de rotation de *gauche à droite*, dans une position *mento-iliaque gauche*, de *droite à gauche*, dans une *position opposée*, qui ramène le menton sous l'arcade des pubis ;

3° On extrait complétement la tête par un mouvement de flexion, comme dans une position mento-pubienne au détroit périnéal, c'est-à-dire en relevant le manche du forceps vers le ventre de la mère.

APPLICATION DU FORCEPS lorsque le tronc du fœtus est au dehors des parties de la femme.

Quand l'enfant vient au monde par le pelvis, que le tronc est déjà sorti et que la main de l'accoucheur ne suffit pas pour extraire la tête (*ce qui ne peut avoir lieu que dans le cas de légère étroitesse du bassin*), on a recours au forceps.

Nous avons donc à examiner les modifications que la présence du tronc, au dehors de la vulve, peut apporter dans l'application de cet instrument. Nous dirons tout d'abord, que quant à ce qui concerne véritablement les règles de l'introduction des branches et l'extraction de la tête une fois saisie, elles sont exactement les mêmes que lorsque la tête vient avant le tronc, c'est-à-dire que si la tête est placée en *directe antéro-postérieure,* on se comporte comme dans une position *occipito et fronto-pubienne* du sommet, et si elle est encore *obliquement située,* on agit comme dans une diagonale. Seulement, comme le tronc gène, l'introduction de l'instrument, nous avons à étudier la manière de s'en débarrasser ; puis, comment on doit se comporter à son égard pendant les mouvements que l'on fait exécuter à la tête. Cela posé, nous établirons que :

1° Toutes les fois que l'occiput correspond à la demi-circonférence antérieure du bassin, il faut relever autant que possible le tronc du fœtus vers l'abdomen de la mère, *directement en avant* dans une occipito-pubienne, *obliquement en avant et à gauche* dans une occipito-cotyloïdienne gauche, *en avant et à droite* dans une occipito-cotyloïdienne droite ; puis on le confie à un aide et on introduit les branches du forceps, en dessous et en arrière du tronc, comme si la tête venait la première ;

2° L'instrument étant appliqué, si on a affaire à une position diagonale, pendant que l'on fait exécuter à la tête un mouvement de rotation pour porter l'occiput sous l'arcade des pubis, l'aide qui soutient le tronc du fœtus doit lui faire suivre les mouvements de l'instrument, c'est-à-dire le porter de *gauche à droite* pour une position *diagonale gauche* et de *droite* à gauche pour une *diagonale droite ;*

3° Enfin lorsque l'accoucheur fait exécuter à l'instrument des mouvements d'oscillation en le relevant vers le mont de vénus pour que le menton, la face, le front et le sommet de la tête se dégagent successivement à la commissure postérieure, le tronc de l'enfant doit être renversé sur le ventre de la femme.

Réciproquement. — Toutes les fois que l'occiput correspond à la moitié postérieure du bassin, il faut abaisser le tronc vers le périnée, *directement* en arrière dans une occipito sacrale, *obliquement en arrière et à gauche* dans une occipito-symphysienne gauche, *en arrière et à droite* dans une occipito-sacro-iliaque droite, et appliquer ensuite les branches du forceps au-dessus et au-devant du tronc, après l'avoir confié à un aide ; puis s'il s'agit d'une position diagonale, pendant que l'on amène le front sous l'arcade pubienne, le tronc doit suivre le mouvement du forceps, mais en *sens inverse*, c'est-à-dire que dans une *fronto-cotyloïdienne gauche*, tandis que le front marche de la cavité cotyloïde vers la ligne médiane antérieure, le tronc doit être porté de là *symphyse sacro-iliaque droite, vers la ligne* médianne postérieure ; et *vice versâ* pour une diagonale opposée ou fronto-cotyloïdienne droite.

Quand une fois la rotation est opérée et que l'on extrait la tête en faisant exécuter à l'instrument des mouvements de latéralité et en baissant vers le périnée, le tronc de l'enfant doit précéder le forceps dans ce dernier mouvement.

Enfin, pour épuiser complétement cette question, nous ajouterons que si la tête est située transversalement, on porte le tronc directement à gauche pour une position occipito-iliaque gauche, directement à droite pour une position opposée ; et on se comporte en suite pour l'introduction des branches du forceps et l'extraction de la tête, comme dans une position correspondante du sommet ; ainsi :

1° Dans une position occipito-transversale gauche, on introduit la première, la branche à mortaise que l'on porte d'abord en arrière et à droite du bassin, en-dessous de la tête, pour la ramener ensuite derrière les pubis, en la faisant glisser sur le front, puis après avoir placé la branche à pivot, au devant du sacrum et avoir réuni les deux branches de l'instrument, on amène, par un mouvement de rotation de gauche à droite, l'occiput en avant, sous l'arcade des pubis.

2° Réciproquément dans une position occipito-transversale droite, on commence par l'introduction de la branche à pivot, en ayant soin de porter d'abord la

cuiller en arrière et à gauche du bassin au-dessous et
ensuite au-dessus de la tête; puis, par un mouvement
de rotation de droite à gauche, on ramène l'occiput
sous l'arcade pubienne. Bien entendu que dans les deux
cas, le tronc doit suivre les mouvements de l'occiput
pour être reporté en avant vers la ligne médiane-antérieure.

APPLICATION DU FORCEPS dans les cas de fœtus double et de grossesse double.

A. Fœtus double. — Quand deux fœtus sont accolés
l'un à l'autre, ou bien lorsque deux têtes sont suppor-
tées par le même tronc; il arrive souvent que les
efforts de la nature et de l'accoucheur bien combinés
ne peuvent effectuer la délivrance, sans le secours du
forceps. En pareille occurence, si l'extrémité céphalique
se présente la première et que l'une des têtes soit déjà
engagée à travers le détroit supérieur, il est évident
qu'il faut commencer par extraire celle-là. Mais quand
elles sont toutes les deux au-dessus de cet orifice et
qu'elles ne s'engagent pas parce qu'elles s'arrêtent
mutuellement; il faut alors saisir et extraire la première, celle qui est en avant au-dessus des pubis.

Si au contraire le tronc est déjà sorti et qu'il n'y ait
pas de tête d'engagée, on doit extraire la première,
celle qui est située en arrière du bassin.

B. Grossesse double. — Lorsque dans la grossesse
gémellaire, le tronc de l'un des fœtus est déjà sorti,
tandis que la tête de l'autre s'est engagée la première

à travers l'excavation, il faut appliquer le forceps sur cette tête, pour extraire le premier, l'enfant dont le tronc est encore dans la matrice, en ayant soin, pendant l'opération, de faire relever fortement vers le ventre de la femme le tronc qui est au dehors; puis passer les branches de l'instrument au-dessous; et si l'extraction est impossible, de même que dans le cas précédent, il ne reste qu'une ressource pour délivrer la femme, c'est celle de pratiquer la section du col du premier enfant pour se débarrasser du tronc et pouvoir ensuite agir librement sur la tête.

APPLICATION DU FORCEPS lorsque la tête, détachée du tronc, est restée seule dans la matrice.

Quelque soit la cause qui a amené la séparation, entre la tête et le tronc du fœtus, lorsque celle-ci est restée seule dans les parties de la mère, il est le plus souvent nécessaire de l'extraire à l'aide du forceps.

Quand un cas de ce genre se présente, l'application de l'instrument est absolument la même que si la tête était fixée au tronc; et est tout aussi facile, si elle est déjà descendue dans l'excavation. Mais elle devient très-difficile, si la tête est mobile au-dessus du détroit supérieur parce que la matrice n'est pas assez revenue sur elle-même. Il faut alors avant de procéder à l'application du forceps, introduire toute une main dans la matrice pour placer la tête convenablement, c'est-à-dire de manière à ce que le diamètre occipito-mentonnier soit parallèle aux axes du bassin, et autant que possible la face en arrière.

APPLICATION DU FORCEPS dans les cas où la position est inconnue.

PRÉSENTATION DU SOMMET.

Dans tout ce que nousavons dit jusqu'à présent sur l'application du forceps, nous avons supposé la position diagnostiquée à l'avance. Mais, malheureusement, les choses ne se passent pas toujours ainsi ; on peut être appelée près d'une femme en couche pour appliquer cet instrument lorsque la tête, descendue depuis long-temps dans l'excavation pelvienne, est devenue le siége d'une tuméfaction considérable qui masque les caractères de la position, et le cas devient alors fort embarrassant pour l'accoucheur. Nous allons pourtant tracer quelques règles de conduite à ce sujet :

Quand par le toucher il n'est plus possible de recon-naître la position, on doit recourir à l'auscultation, et la perception du bruit cardiaque du fœtus est souvent d'un grand secours. Ainsi :

1° Les battements du cœur se font-ils entendre avec le maximum d'intensité *sur la ligne médiane;* c'est qu'on a affaire à l'une des positions *occipito* ou *fronto-pubienne;*

2° Le maximum d'intensité de ce bruit siége-t-il en *avant* et à *gauche,* il y a tout lieu de croire que c'est une position *occipito-cotyloïdienne gauche;* et avec d'autant plus de raison que l'occipito-postérieure du même côté est extrêmement rare;

3° Au contraire, perçoit-on ce même bruit en *avant et à droite* de l'abdomen, il est probable qu'il s'agit d'une position *occipito-cotyloïdienne droite*, car on sait que la position occipito-postérieure droite, quoique très-fréquente au début du travail, se transforme (règle générale) en *occipito-antérieure du même côté*, après que la tête a franchi le détroit abdominal.

Lors donc qu'on entend le bruit cardiaque :

1° Directement en avant de l'abdomen, on applique le forceps comme dans une position directe antéro-postérieure (*occipito et fronto-pubienne*) ;

2° En avant et à gauche, on place les branches de cet instrument, comme dans une *position diagonale gauche* (*occipito-cotyloïdienne*) ;

3° En avant et à droite, on se comporte, pour cette application, comme dans une position *diagonale droite* (*occipito-cotyloïdienne*).

Toutefois, malgré ces données plus ou moins précises sur la situation de l'enfant, fournies par l'auscultation, l'erreur est possible ; non pas entre une *position droite* et une *position gauche*, mais entre une *occipito-antérieure* et une *occipito-postérieure* du même côté.

Supposons par exemple que l'on ait appliqué le forceps, croyant à l'existence d'une position occipito-cotyloïdienne gauche, alors qu'il s'agit d'une occipito-sacro-iliaque du même côté, c'est-à-dire que l'on ait placé la branche à pivot en arrière et à gauche du bassin, et celle à mortaise en avant et à droite, de ma-

nière à ce que le bord concave regarde la cavité cotyloïde gauche, la tête se trouve prise par son diamètre
occipito-frontal, ce que l'on reconnaît au grand écartement des branches de l'instrument. Que faire dans
cette hypothèse? Faut-il retirer immédiatement les
branches du forceps pour les réappliquer plus favorablement, ou bien doit-on faire exécuter à la tête, quoique saisie du front à l'occiput, son mouvement de rotation avant de retirer l'instrument pour le replacer
sur les côtés de la tête? Nous pensons qu'il vaut mieux,
l'instrument appliqué, et la méprise reconnue, essayer,
tout en ménageant les organes maternels, de ramener
la branche à mortaise et le front de la cavité cotyloïde
droite sous l'arcade pubienne, et cela en portant le
bord concave des cuillers directement vers la partie interne de la cuisse gauche. Si on réussit, on retire l'instrument et on le replace directement sur les côtés du
bassin, pour extraire ensuite la tête, comme dans une
fronto-pubienne. Nous avons terminé un accouchement
avec un plein succès et sans trop de difficultés, en suivant ce procédé.

Si, au contraire, on s'aperçoit que la tête paraît
devoir résister au mouvement de rotation qu'on cherche
à lui imprimer, il ne faut pas porter les tentatives trop
loin; on doit alors retirer les branches de l'instrument
et les réappliquer comme dans une diagonale droite,
en se comportant comme il a été dit à l'occasion de cette
dernière.

Admettons actuellement que l'accoucheur ne se soit pas aperçu de l'erreur, soit parce qu'il n'a pas assez présent à l'esprit les principes de l'art, soit parce que l'écartement des branches du forceps n'est pas très-considérable, la tête étant petite et plus ou moins réductible, comme on l'a écrit (*ce que nous ne croyons pas possible lorsqu'il y a urgence de recourir à cet instrument*) et que, croyant avoir affaire à une *position occipito-antérieure* gauche, il a fait exécuter au forceps un mouvement de *gauche à droite* dans l'espoir de ramener *l'occiput* sous l'arcade des pubis, tandis qu'il ne sera porté qu'au niveau de l'extrémité gauche du diamètre *bisiliaque*; une fois que le bord concave des cuillers sera arrivé sur ligne médiane antérieure, il tirera sur la tête pour l'extraire complétement. Si cette dernière est petite comme nous l'avons supposé, elle pourra, à la rigueur, sortir quoique transversalement située; dans le cas contaire, elle résistera aux tractions. Dans ce cas, l'accoucheur devra pour se tirer d'affaire, exagérer ce mouvement de rotation de gauche à droite, en portant le bord concave de l'instrument, d'abord vers la *cavité catyloïde droite*, puis *directement vers la partie interne* de la cuisse droite. Lorsque les choses en seront là, il retirera l'instrument pour le réappliquer sur les côtés du bassin, et extraire la tête comme dans une *occipito-pubienne.*

On comprend à l'avance, que si le tronc ne participe pas à la rotation exagérée de la tête, la vie de l'enfant

pourra être compromise ; mais dans pareille circonstance, l'erreur n'ayant pas été reconnue à temps pour
faire mieux, l'opération étant commencée, il faut se
résoudre à la continuer. Et, d'ailleurs, ce danger sera
nul s'il est vrai, comme le prétend M. Velpeau, que dans
les positions occipito-postérieures *(quatrième et cinquième
de Baudelocque)*. Le dos de l'enfant est en avant comme
dans une *première* ou une *deuxième diagonale*, l'occiput
seul étant tourné en arrière ; car c'est par là qu'il explique la tendance qu'a l'occiput à se porter en avant pour
opérer la transformation d'une position postérieure en
antérieure, pendant l'accouchement naturel.

Réciproquement, si l'erreur a été commise pour le
côté droit, et que, croyant avoir affaire à une position
occipito-antérieure droite, on a placé la branche à
pivot derrière la cavité cotyloïde gauche, et celle à
mortaise au-devant de la symphyse-sacro-iliaque droite,
le bord concave dirigé à droite et en avant, et que la
position se trouve être une occipito-postérieure droite
ou diagonale gauche ; la tête est encore saisie du
front à l'occiput. La méprise reconnue à l'écartement
des branches, on se comporte comme dans le cas précédent. Ainsi on essaye de ramener la branche à pivot
et le front de la cavité cotyloïde gauche sous l'arcade
pubienne en portant le bord concave des cuillers, directement vers la partie interne de la cuisse droite ;
puis on retire l'instrument pour le réappliquer sur les
côtés du bassin, et extraire la tête comme dans une

fronto-pubienne. Si la tête résiste au mouvement de rotation qu'on veut lui imprimer, on ôte le forceps pour le replacer comme dans une diagonale gauche et se comporter ensuite comme dans cette dernière.

Enfin, dans le cas ou l'erreur étant complétement inconnue, c'est-à-dire croyant avoir affaire à une *position occipito-antérieure droite,* et lorsque l'on a fait exécuter à la tête un mouvement de droite à gauche pour ramener *l'occiput sous l'arcade pabienne,* il faut exagérer le mouvement de rotation jusqu'à ce que le bord concave regarde *directement la partie* interne de la cuisse geuche, après quoi on retire l'instrument pour le ré-appliquer sur les côtés du bassin, et en extraire la tête comme dans une *occipito-pubienne.*

APPLICATION DU FORCEPS dans le cas ou la position est tout à fait inconnue.

Dans le chapitre pécédent, nous avons vu qu'à l'aide de l'auscultation on pouvait, jusqu'à un certain point, diagnostiquer les positions, alors que la tuméfaction du cuir chevelu en avait masqué les caractères. Mais il est des cas dans lesquels les battements de cœur ne peuvent plus être entendus, soit parce que l'enfant est mort, soit parce que la femme est tellement agitée que l'auscultation est impraticable. Dans un cas pareil où toute donnée sur la situation de la tête est enlevée à l'accoucheur, voici comment il faut se comporter :

A. Lorsque la tête est dans l'excavation (c'est le cas ordinaire), on applique le forceps d'après la *méthode allemande,* c'est-à-dire qu'on place les branches de l'ins-trument toujours aux extrémités du diamètre bisiliaque, comme dans une des positions *occipito* et *fronto* pu-biennes, et alors la tête se trouve prise :

1° Ou par les *bosses pariétales,* si elle a déjà exécuté son *mouvement de rotation* ;

2° Ou par une *bosse frontale* et par la bosse *occipitale opposée,* si elle se trouve encore *obliquement située,* et dans ce cas, très-souvent pendant l'application et la jonction des cuillers, la tête glisse entre ces dernières pour se placer directement dans le sens *antéro-pos-térieur* ;

3° Ou bien, enfin, par le *front* et *l'occiput,* si la tête se trouve placée *transversalement,* ce que l'on reconnaît à l'écartement des branches du forceps.

Quelque soit la manière dont la tête est saisie, une fois l'instrument appliqué, on commence par exercer sur lui, de légères tractions pour savoir si la tête résiste ou cède aux efforts. Si elle obéit, c'est qu'évidemment, elle est en position *directe antéro-postérieure.* Du reste, le peu d'écartement des branches doit aussi guider dans ce cas. Si au contraire elle ne bouge pas, c'est qu'elle n'a pas encore subi son mouvement de rotation, et l'on juge qu'elle est en diagonale ou en transversale suivant le degré d'écartement des branches du forceps. Dans l'un comme dans l'autre de ces deux derniers cas, on fait exécuter à l'instrument un mouvement de **rotation** qui ramène son bord concave vers l'une des cavités cotyloïdes et partant l'occiput ou le front sous l'arcade pubienne.

Ce mouvement doit être dirigé d'abord de gauche à droite vers la cavité cotyloïde de ce côté, parce que les positions diagonales gauches sont les plus communes, puis on renouvelle les tractions, et si la tête se trouve réellement en occipito ou fronto cotyloïdienne gauche, elle cédera aux efforts de l'opérateur. Mais, si les tractions et les mouvements de gauche à droite, croyant avoir affaire à une position occipito ou fronto-antérieure gauche, sont infructueux, c'est qu'on s'est trompé, et que la position est une diagonale droite. Dans ce cas, on cesse les mouvements de rotation de gauche à droite et on les pratique de droite à gauche, de manière à ramener le bord concave de l'instrument vers la cavité cotyloïde gauche, et par cela même l'occiput ou le front, sous l'arcade des pubis, suivant que la position est une occipito ou une fronto cotyloïde droite.

Lorsqu'une fois on est parvenu à ramener la tête en directe antéro-postérieure, au détroit inférieur, par un mouvement de rotation de gauche à droite ou de droite à gauche, on retire l'instrument pour le réappliquer sur les bosses pariétales; puis on fait exécuter au manche du forceps, des mouvements d'élévation et d'abaissement, et suivant que la tête obéit plus facilement dans le premier sens que dans le second, on juge que l'occiput est en avant ou en arrière, et alors on opère le dégagement complet de la tête dans le sens le plus facile.

Enfin, lorsque la tête se trouve transversalement située, on pourrait à la rigueur, indifféremment, lui faire exécuter un mouvement de rotation de droite à gauche ou de gauche à droite, puisque l'occiput et le front sont à égale distance de la ligne médiane-antérieure; mais il vaut mieux le faire exécuter dans ce dernier sens, parce que l'occiput est beaucoup plus souvent à gauche qu'à droite. On portera donc le bord concave de l'instrument vers la cavité cotyloïde droite, et l'occiput se trouvera ramené seulement derrière la cavité cotyloïde gauche; toutefois on exercera quelques tractions pour s'assurer si la tête cède. Si elle résiste, on exagérera le mouvement de rotation en conduisant le bord concave des cuillers directement vers la partie interne de la cuisse droite, de manière à ce que la branche à pivot et l'occiput, si c'est une occipito iliaque gauche ou le front dans la cas contraire, soient arrivés sous l'arcade des pubis, tandis que le point opposé de la tête et la branche à mortaise se trouvent au devant du sacrum. Cela fait, on retire l'instrument pour le replacer sur les côtés de la tête, s'il y a urgence de terminer promptement l'accouchement, comme dans un cas d'hémorrhagie, d'éclampsie, etc., dans le cas contraire, on confie l'expulsion complète de la tête aux contractions utérines, si elles existent.

B. Lorsque la tête est encore au détroit supérieur, ce qui doit être très-rare, attendu que les contractions utérines et la longueur du travail nécessaires pour amener une tuméfaction de la présentation capable de masquer les caractères de la position, ont pour effet de plonger la tête dans l'excavation ; cela ne peut avoir lieu que dans un cas de rétrécissement de cet orifice ; quoi qu'il en soit, quand un cas de ce genre se présente, il faut porter une main dans la matrice ; à l'aide de ce moyen, on reconnaît le plus souvent la position, et alors celle-ci étant connue, on applique le forceps sur les parties latérales de la tête d'après les règles établies précédemment. Seulement pour ne pas être obligé de retirer la main, on introduit la main gauche et on applique les deux branches de l'instrument avec la main droite, ainsi que le faisait Jules Hatin, et que le conseille encore aujourd'hui M. Félix Hatin. On porte donc la main sus-mentionnée à gauche du bassin et on glisse la branche à pivot avec la main droite sur la face antérieure du poignet et des doigts, pour la placer *en arrière et à gauche* de l'excavation, si c'est une diagonale gauche, *en avant et du même côté*, si c'est une diagonale opposée ; puis on reporte la main gauche à gauche du bassin pour guider la branche à mortaise que l'on place *en avant et à droite* pour une position diagonale gauche, *en arrière et du même côté*, pour une diagonale opposée. L'instrument appliqué, on procède à l'extraction de la tête, comme il a été dit à l'occasion des diagonales, la position étant connue à l'avance.

Si malgré l'introduction de la main entière dans

l'intérieur de la matrice, on ne peut reconnaître la position, on place les deux branches du forceps directement à droite et à gauche du bassin, d'après la méthode allemande, et on se comporte ensuite comme il a été dit plus haut à l'occasion des positions inconnues, la tête étant descendue dans l'excavation (*voir* *celle-ci au besoin.*)

APPLICATION DU FORCEPS dans les cas où la position est inconnue.

PRÉSENTATION DE LA FACE.

Pour que la face puisse offrir une tuméfaction capable de masquer complétement les caractères de la position, il faut qu'elle soit déjà, et depuis long-temps, profondément engagée dans l'excavation pelvienne. Or, cela ne saurait avoir lieu, l'enfant ayant au moins son volume ordinaire, sans que le menton, s'il était en arrière du bassin au début du travail, n'ait gagné la partie antérieure et ne se trouve alors directement en avant, ou obliquement, ou tout au moins transversalement.

Lors donc qu'il s'agit d'appliquer le forceps dans la présentation de la face, le toucher ne permettant plus de reconnaître la position, on doit comme dans la présentation du sommet, recourir à l'auscultation ; si le bruit cardiaque est percevable et qu'il se fasse entendre avec son maximum d'intensité.

1° SUR LA LIGNE MÉDIANE DE L'ABDOMEN, il faut appliquer le forceps comme dans une *position mento-pubienne* et extraire la tête, comme il a été dit ailleurs à l'occasion de cette dernière.

2° EN AVANT DANS LA FOSSE ILIAQUE GAUCHE; c'est que l'occiput est de ce côté, et le menton vers le point opposé du bassin, et alors on applique le forceps comme dans une *mento-diagonale antérieure*, ou *transversale droite*, c'est-à-dire que l'on dirige le bord concave des cuillers à droite du bassin, afin de ramener par le mouvement de rotation le menton de droite à gauche sous l'arcade des pubis et d'extraire ensuite la tête comme dans une *position mento-pubienne.*

3° EN AVANT VERS LA FOSSE ILIAQUE DROITE; c'est que l'occiput est par là et le menton à gauche; dans ce cas l'instrument doit être appliqué comme dans une *mento-antérieure diagonale*, ou *transversale gauche*, c'est-à-dire de manière à diriger le bord concave des cuillers du côté gauche du bassin, pour ramener le menton de gauche à droite sur la ligne médiane antérieure, et extraire ensuite la tête comme dans une *position mento-pubienne.* Telle est la seule conduite rationnelle à tenir lorsque l'auscultation fournit encore les données de diagnostic que nous venons de signaler; mais, quand elle fait défaut, le cas est autrement embarrassant que dans une présentation du sommet, parce que dans celle-ci, que l'on *ramène en avant*, par le mouvement de rotation, le front ou l'occiput, la tête peut sortir. Il n'en est pas de même dans la présentation de la face dans laquelle il est indispensable que le menton vienne se dégager le premier sous l'arcade pubienne. Dans pareille occurrence, ne pouvant faire mieux, l'accoucheur doit se résoudre à appliquer le forceps directement sur les côtés du bassin, c'est-à-dire aux extrémités du diamètre bisiliaque, de manière à saisir la tête ; 1° *par les bosses pariétales*, si elle est en position mento-pubienne, ce que l'on reconnaît au peu d'écartement des deux branches de l'instrument et à la facilité avec laquelle la tête cède aux tractions ;

2° *Par une bosse frontale* et la bosse occipitale opposée, si elle est obliquement située ; et souvent dans ce cas elle glisse entre les cuillers, pour se placer dans le sens antéro-postérieure, pendant l'application et la jonction des deux branches, et alors le cas rentre dans le précédent.

3° *Par le front et le menton*, ce dont on se doutera à l'écartement plus ou moins grand des branches du forceps. Dans tous les cas, que la tête soit saisie *obliquement*, ou *transversalement*, il faut toujours chercher à amener le menton sous l'arcade des pubis. Pour cela on essaye par un double et léger mouvent de traction et de rotation combinés de porter le bord concave de l'instrument, d'abord vers l'une des cuisses, puis vers l'autre ; pour voir dans quel sens la tête paraît devoir céder aux efforts exercés sur elle ; car si ce mouvement a pour but de diriger le front en avant, au lieu du menton, comme celui-ci ne peut descendre et se porter en arrière du bassin sans entraîner le haut du thorax dans l'excavation, la tête ne cédera pas et alors on s'arrête pour faire exécuter ce mouvement en sens inverse, et si la tête obéit, on le continue jusqu'à ce que le bord concave des cuillers regarde la cavité cotyloïde droite, si la rotation se passe de gauche à droite, c'est-à-dire si le menton est à gauche du bassin ; la cavité cotyloïde gauche , si au contraire la rotation est possible en sens opposé, c'est-à-dire si le menton est à droite. Lorsque les choses en sont arrivées à point, on fait de nouvelles tractions sur l'instrument en élevant le manche vers l'abdomen. Si la tête est en mento-antérieure diagonale , au commencement de l'opération, elle cèdera parce que le menton se trouvera arrivé sous l'arcade pubienne ; au contraire , la tête était-elle en position mento-transversale, le menton ne se trouvant ramené par ce demi-quart de rotation que derrière la cavité cotyloïde correspondante , elle résistera aux tractions. Dans ce cas , il faut exagérer le mouvement de rotation , jusqu'à ce que le bord concave des cuillers regarde directement à gauche pour une position mento-transversale droite, et directement à droite pour une mento-transversale opposée , de façon que l'une des branches et le menton se trouvent sous l'arcade des pubis et l'autre, ainsi que le front, au devant du sacrum. Une fois que la position primitivement diagonale ou transversale a été transformée en *mento-pubienne*, par le mouvement de rotation imprimé à l'instrument, on ôte ce dernier pour le réappliquer sur les côtés de la tête, comme dans une *mento-pubienne* et extraire cette dernière, comme si le menton avait été primitivement en avant sur la ligne médiane.

DE LA DÉLIVRANCE.

Les annexes du fœtus ont reçu les noms de délivre, arrière-faix et secondines. Leur expulsion ou extraction constitue la délivrance. Tant qu'elle n'a pas eu lieu, la femme n'est pas débarrassée ; elle est donc le complément de la parturition. Comme cette dernière, le plus souvent elle s'effectue seule, c'est-à-dire spontanément, et alors elle est dite *naturelle*. D'autrefois, l'accoucheur est obligé de l'opérer, et dans ce cas, elle prend le nom *d'artificielle*.

DÉLIVRANCE NATURELLE.

Le mécanisme de la délivrance comprend :

1° Le temps du *décollement*; 2° celui de *l'expulsion*.

A moins d'adhérences contre nature, le délivre commence à se détacher avec la déplétion de l'utérus. Ainsi, lorsque les eaux sont écoulées et à plus forte raison au fur et à mesure que le fœtus sort, la matrice se resserre et sa cavité diminue. Or, ce retrait sur elles-mêmes des parois utérines ne saurait avoir lieu sans agir sur le placenta qui est un corps inerte. Celui-ci se fronce et les adhérences cellulo-vasculaires qui l'unissent à la face interne de l'utérus sont en partie détruites, et cela d'autant plus que la rétraction a été plus grande, de telle façon qu'au moment où l'enfant est compléte-

ment expulsé, l'organe gestateur continuant, en vertu
de sa contractibilité organique, à se resserrer, le placenta
est entièrement détaché et tombe sur l'orifice interne
du col. C'est là bien certainement ce qui arrive le plus
souvent ; mais les choses ne se passent pas toujours de
cette manière. Il est des cas, en effet, dans lesquels le
placenta n'est qu'incomplètement décollé lors de l'expulsion totale du fœtus ; ceci s'observe lorsque le travail
de l'enfantement a été très-rapide et surtout quand il
existe des adhérences pathologiques.

Quoi qu'il en soit, immédiatement après la sortie de
l'enfant, les douleurs cessent, la nature prend un instant de repos, et la femme éprouve un bien-être indi-
cible. Cependant, au bout d'un temps variable, et que
nous examinerons un peu plus loin la matrice irritée
par la présence, dans sa cavité, des annexes fœtales, se
contracte de nouveau sur elles, les pousse à travers l'o-
rifice du col qui s'entr'ouvre pour les laisser passer dans
le vagin où elles séjournent plus ou moins ; puis, sous
l'influence de l'action des parois de ce conduit et de
celle des muscles abdominaux, ces parties sont chas-
sées au dehors, et la délivrance est effectuée.

LE PLACENTA ne se décolle pas toujours de la même
manière. Quand il commence à se détacher par son
centre ou par la portion supérieure de sa circonférence,
il se présente à l'orifice de l'utérus par sa face fœtale,
les membranes s'étant renversées au-dessus de lui de
manière à former une poche dans laquelle le sang s'ac-

cumule en plus ou moins grande quantité, ce qui retar-
de quelquefois la délivrance.

Lorsqu'au contraire il commence à se décoller par
la portion inférieure de sa circonférence, il se roule
en forme de cornet d'oubii, pour se présenter par sa
face utérine et le sang coule au dehors pendant que
le décollement s'opère.

Quel est le temps qui s'écoule entre la sortie de l'enfant et l'expulsion du délivre?

On peut établir en thèse générale que la délivrance
est d'autant plus prompte que le travail de l'enfantement a été plus lent, et *vice versâ* d'autant plus longue
à s'effectuer que le travail a été plus rapide.

Terme moyen, l'expulsion des secondines a lieu dans
les dix à vingt-cinq minutes qui suivent la sortie de l'enfant; mais avec les tractions d'usage sur le cordon ombilical, pendant que la matrice se contracte pour se
débarrasser de ces parties devenues inutiles. Il n'en est
pas de même lorsqu'on laisse complétement la nature
agir seule, et dans ce cas on observe :

1° Que chez le plus petit nombre de femmes elle s'effectue rapidement d'une manière spontanée;

2° Que chez le plus grand nombre elle se fait attendre une à plusieurs heures;

3° Que chez quelques unes elle n'a lieu qu'au bout
d'un à plusieurs jours;

4° Enfin que chez quelques autres, elle ne s'effectue
pas du tout, et les femmes ne sont débarrassées que par

la décomposition putride de l'arrière-faix. Du rerste, il résulte des expériences faites à ce sujet à la clinique de M. Paul Dubois, que la délivrance spontanée met à s'opérer, terme moyen, une heure à une heure et demie,

Aider ou coopérer à la délivrance.

Bien que le mot *délivrance naturelle* soit synonyme d'expulsion *spontanée* de l'arrière-faix, cela veut-il dire que l'accoucheur n'a rien à faire quand elle tend à s'effectuer, par cela seul qu'il n'y a pas de complications ? Ce qui précède suffit pour nous faire répondre par la négative. Il faut au contraire, toutes les fois que la nature paraît vouloir se débarrasser des restes du produit de la conception, aider, par des tractions convenablement exercées sur le cordon, à l'accomplissement de cette fonction. Mais pour coopérer à la délvrance, ce qu'il ne faut pas confondre avec *délivrer artificiellement,* on doit toujours attendre la manifestation des coliques ; c'est-à-dire des contractions utérines ; jusqu'alors il n'y a rien à faire. Bien entendu qu'il s'agit ici des cas dans lesquels le placenta est encore dans l'utérus, car, dès qu'il est complétement dans le vagin, il est inutile d'attendre de nouveaux efforts expulsifs pour débarrasser la femme.

Mais supposons actuellement que le placenta étant encore renfermé dans l'utérus, et l'enfant né depuis un certain temps, la matrice, quoique ferme et revenue sur elle-même, reste sans action et la *délivrance spontanée* ne s'effectue pas, faut-il attendre indéfiniment ? Non.

Après avoir patienté *trois quarts d'heure à une heure* dans une grossesse simple, une *à deux heures* dans la grossesse gémellaire, on doit délivrer artificiellement.

Il est pourtant certains accoucheurs, à la tête desquels nous pourrions citer Ruysch et Hamilton, qui veulent qu'on confie toujours la délivrance aux soins de la nature, quelque soit le temps qu'elle mette à s'effectuer. Mais nous ne saurions, avec la généralité des praticiens, adopter cette manière de voir, parce que le séjour du délivre dans la matrice a souvent le grave inconvénient d'occasionner entre autre accidents :

1° Une hémorrhagie, et que lorsque l'on veut y remédier par la délivrance artificielle, celle-ci est devenue, sinon impossible, du moins très-difficile, et cela d'autant plus que le col se sera resserré plus long-temps;

2° Des fièvres de mauvais caractère par suite de l'absorption des liquides provenant de la putréfaction des annexes fœtales, malgré les précautions d'usage.

Signes de la délivrance naturelle.

On reconnaît que la délivrance veut s'opérer :

1° A ce que la femme, après avoir eu quelques instants de repos, éprouve de nouvelles coliques;

2° A ce que, si l'on palpe l'abdomen, on trouve entre l'ombilic et les pubis une tumeur arrondie et solide qui se durcit et se rapetisse pendant les douleurs ;

3° A ce qu'en pratiquant le toucher vaginal on trouve le placenta sur l'orifice utérin, lorsqu'il n'y était pas immédiatement après l'expulsion du fœtus.

Manière de coopérer à la délivrance.

Lors donc qu'aux signes que nous venons d'indiquer on a reconnu que la matrice fait des efforts pour se débarrasser de l'arrière-faix, on saisit avec la main droite le cordon ombilical, préalablement recouvert d'un linge sec, pour qu'il ne glisse pas; on porte les trois doigts (*indicateur*, *médius* et *annulaire*) de la main gauche, réunis en forme de gouttière, dans le vagin le plus haut possible sur cette tige vasculaire, et pendant qu'avec ces derniers on presse de haut en bas et d'avant en arrière vers la partie inférieure du sacrum, on tire avec l'autre main d'arrière en avant; de cette manière, on etablit une poulie de renvoi qui force les tractions à se passer dans la direction des axes du bassin. Dès que le placenta est complétement descendu dans le vagin, on retire la main des parties de la femme et on continue à tirer au dehors, d'arrière en avant et un peu de bas en haut, c'est-à-dire dans l'axe de la vulve et non de celui du détroit inférieur du bassin. Mais aussitôt que ce corps vasculaire peut être saisi avec l'extrémité des doigts, on tire directement sur lui et on le roule plusieurs fois sur lui-même, dans le même sens, à mesure qu'il sort, afin de rassembler les membranes en faisceau ou sous forme de corde, et leur donner ainsi plus de résistance pour en opérer le décollement sans déchirure. Une fois la délivrance achevée, on examine si l'arrière-faix est entier, et dans le cas où des *cotylédons-placentaires* seraient restés dans la cavité utérine, il faut porter la main dans cet organe pour aller à leur recherche, afin de prévenir les accidents dont il a été parlé ailleurs.

Remarque. — Les tractions que l'on fait sur le cordon ombilical pour opérer la délivrance, lorsque le placenta est encore dans la matrice, doivent toujours être lentes et modérées ; si on agissait différemment on s'exposerait :

1° A rompre cette tige vasculaire ;

2° A déterminer une descente de l'utérus ;

3° A renverser ce dernier organe, c'est-à-dire à le retourner à la manière d'un doigt de gant ;

4° Et par cela même, à occasionner une hémorrhagie redoutable.

Coopérer à la délivrance dans les cas de grossesse gémellaire.

Dans la grossesse multiple, comme les annexes fœtales ont quelquefois des communications vasculaires, il faut :

1° Aussitôt après la naissance du premier enfant, placer, par précaution, une ligature sur la portion placentaire de son cordon ombilical pour prévenir, dans le cas où cette communication existerait, une hémorrhagie qui pourrait faire périr le second et le troisième fœtus si la grossesse était plus que double ;

2° Ne pas procéder à la délivrance des annexes du fœtus premier né avant la sortie du second, du troisième, etc., quand il y en a plusieurs, parce que les placenta étant ordinairement confondus par une certaine étendue de leur circonférence, des tractions exercées sur le premier délivré, aurait presque inévitablement pour effet d'amener le décollement prématuré du second, du troisième, etc., et par cela même, d'exposer *le fruit* et *la mère* aux dangers d'une perte sanguine.

Toutefois, si le placenta décollé venait à se présenter à l'orifice de la matrice et qu'il parût devoir s'opposer à la sortie du second enfant, on pourrait essayer de l'extraire, et encore les tractions devraient-elles être extrêmement réservées.

Ces préceptes étant bien compris et observés, on se comporte pour aider à la délivrance, comme dans le cas d'accouchement simple *ou unipare*; seulement au lieu de tirer simultanément sur tous les cordons réunis, dans le but de leur donner plus de résistance, ce qui aurait pour résultat de forcer tous les placenta de s'engager ensemble, il faut agir d'abord sur celui qui appartient au placenta qui se présente le premier, ou tout au moins qui paraît suivre plus facilement, jusqu'à ce qu'il ait commencé à traverser le col utérin; puis, en même temps sur celui du second, et ainsi de suite s'il y en a plusieurs. De cette façon, on force tous les délivres à sortir les uns à la suite des autres et l'on rend par cela la délivrance plus facile.

Ajoutons pour terminer cet article que comme dans la grossesse multiple, l'utérus est fortement distendu, il a moins de tendance à se resserrer que dans la grossesse ordinaire. C'est pour cela que nous avons conseillé plus haut de patienter un peu plus que dans cette dernière, avant de délivrer artificiellement, lorsque la délivrance *spontanée* ne paraît pas devoir s'effectuer.

AINSI : 1° *attendre* que la nature fasse des efforts pour se débarrasser des restes du produit de la conception, *pour coopérer* à leur expulsion par des *tractions lentes* et modérées sur le cordon ombilical;

2° *Délivrer*, quand même, si après avoir patienté *une heure* dans la grossesse simple, *une à deux* heures dans la grossesse multiple, la délivrance ne s'est pas *opérée spontanément*;

3° Dans la grossesse gémellaire, *placer une ligature* sur la portion placentaire du cordon ombilical du premier enfant, aussitôt qu'il est né, pour prévenir une hémorrhagie, et ne chercher à extraire aucun délivre qu'aprés la sortie de tous les fœtus, à moins que le premier placenta décollé, ne se présente à l'orifice de la matrice ou dans le vagin, tel est, en résumé, le rôle de l'accoucheur auprès d'une femme en travail dans la délivrance *naturelle* ou *exempte de complications*.

DE LA DÉLIVRANCE ARTIFICIELLE.

Lorsque la délivrance vient à se compliquer d'accidents capables de compromettre la vie de l'enfant ou de la mère, ou des deux êtres simultanément, il faut opérer *artificiellement* la délivrance.

Ces accidents sont : 1° tous ceux qui peuvent survenir pendant le travail, avant l'expulsion de l'enfant, tels que : *hémorrhagie*, *éclampsie*, *syncopes*, *épuisement* général des forces, *inertie de l'utérus*, *contractions spasmodiques* du col de cet organe, etc. ;

2° Ceux qui sont particuliers à la délivrance, tels que : *chatonnement* ou *enkistement* du placenta, *adhérences* anormales, *volume trop grand* de ce corps vasculaire, rupture et faiblesse *du cordon* ombilical.

INDICATIONS.

A. Hémorrhagie, éclampsie, syncopes, épuisement général. — Quand ces complications se présentent, il faut promptement délivrer la femme.

B. Inertie. — On doit d'abord chercher à combattre ce phénomène par des frictions sur l'hypogastre et des titillations sur le col utérin, et ces moyens réussissent quelquefois. S'ils échouent, après avoir patienté quelques temps, on procède à la délivrance, et l'introduction de la main dans la matrice est le meilleur moyen de réveiller les contractions de cet organe.

C. Contractions spasmodiques du col. — Tel qu'on l'entend généralemect, ce phénomène est très-rare. Quand il existe et qu'il coïncide avec des symptômes d'irritation ou d'inflammation, on les combat par des injections émollientes et narcotiques. Si ces dernières ne réussissent pas et que la femme soit forte, on a recours à la saignée ; si au contraire elle est faible, très-nerveuse, et si elle a les organes sexuels très-sensibles, on emploie la pommade de belladonne que l'on porte sur le col.

Enfin, si malgré cette médication la délivrance *spontanée* se fait trop attendre, et surtout s'il survient d'autres accidents, il faut délivrer; et pour vaincre la résistance du col utérin, on introduit lentement et avec modération les doigts l'un après l'autre.

D. Chatonnement. — On dit que le placenta est chatonné ou enkisté, lorsque la matrice revenant irrégulièrement sur elle-même, ce corps se trouve en quelque sorte emprisonné dans une espèce de cellule ou cavité surnuméraire. Le resserrement porte d'ordinaire au niveau de l'orifice interne du col, et alors la cavité du col et du corps de l'utérus sont complétementisolées.

Lorsque ce phénomène se montre, on patiente, et le plus souvent de nouvelles contractions utérines le faisant disparaître, la délivrance a lieu spontanément ; toutefois, si cette dernière se fait trop attendre, ou s'il survient des accidents tels que : *hémorrhagie, éclampsie,* etc., on dilate petit à petit le collet du kiste en introduisant les doigts l'un après l'autre, et on va chercher le délivre.

E. Adhérence contre nature. — Lorsque cette complication existe, les accoucheurs ne sont pas d'accord sur la conduite à tenir. Les uns veulent qu'on délivre à tout prix pour prévenir les accidents que peut amener la présence de l'arrière-faix dans la cavité utérine et que nous avons signalés à l'occasion de la rétention, dans cet organe, de quelques cotylédons placentaires.

D'autres, au contraire, conseillent de confier la dé-

livrance aux soins de la nature, parce que, disent-ils,
les manœuvres nécessaires pour opérer le décollement
du placenta, peuvent déterminer des déchirures et des
contusions de l'utérus plus ou moins graves.

Quelqu'imposante que soit l'autorité de ceux qui
partagent cette dernière opinion, nous conseillons de
ne jamais laisser le placenta, ni en totalité, ni en partie dans l'utérus, à moins qu'il ne soit complétement
impossible de l'extraire; en d'autres termes, nous en-
geons à toujours essayer de le décoller, en prenant,
bien entendu, certaines précautions que nous ferons
connaître plus loin, en décrivant le manuel opératoire,
et le plus souvent on réussira si on a quelqu'habileté
dans cette espèce de manœuvre. Dans deux cas d'adhérence pathologique très-étendue et très-solide, avec de
la patience et des ménagements convenables, nous
sommes parvenus à opérer le décollement complet,
sans accident aucun, ni *immédiat*, ni *consécutif*. Or, dans
les deux cas, les sages-femmes qui assistaient les pa-
tientes avaient essayé, en vain, d'opérer la délivrance.
Dans la dernière observation dont le sujet est la con-
cierge de la maison, n° 28, de la rue du Four-St-
Germain. Au moment de notre arrivée, le cordon ombilical était arraché et la matrice fortement resserrée,
par suite de l'administration du seigle ergoté.

Toutefois, si malgré les tentatives, pour détacher ce
corps vasculaire, faites avec toute la prudence qu'exige
le cas, on voit qu'il est impossible d'en venir à bout

sans avoir à craindre de déchirer les parois de l'utérus,
il faut se résoudre à le laisser dans cet organe, sauf :

1° A en favoriser l'expulsion par l'emploi de l'ergot
de seigle, voire même à la rigueur, s'il survient une
hémorrhagie, par des injections d'eau froide vinaigrée,
dans la veine ombilicale, comme on l'a conseillé ;

2° A prévenir l'absorption des liquides provenant de
la putréfaction, en faisant pratiquer tous les jours des
injections émollientes et même légèrement chlorurées
dans la matrice. Ces injections doivent être poussées
très-lentement pour éviter que le liquide ne passe dans
le péritoine par les trompes utérines. Il va sans dire
que lorsqu'on a été forcé d'abandonner le placenta, en
totalité ou en partie dans l'utérus, il faut avoir soin de
pratiquer le toucher de temps à autre, pour s'assurer
si ce corps n'est pas détaché, et l'extraire, dès qu'il
cherche à s'engager à travers le col, avec les doigts, et
au besoin avec les pinces à faux germe de Levret.

F. Volume trop considérable du placenta. — Le
seul fait du trop grand volume de l'arrière-faix, qu'il
tienne réellement au développement hypernormal du
placenta ou à l'accumulation d'une grande quantité de
caillots sanguins dans la poche amniotique (ce qui n'est
pas rare), ne réclame l'intervention de l'accoucheur
que parce qu'il apporte du retard dans l'expulsion
spontanée du délivre. Du reste, le plus souvent, des tractions convenables sur le cordon, combinées avec les contractions utérines, suffisent pour amener la délivrance.

Ce n'est donc que quand elle se fait par trop attendre ou qu'elle se complique d'autres accidents, qu'on introduit la main dans la matrice, pour *l'opérer artificiellement*.

G. Rupture et faiblesse du cordon. — Ces deux circonstances ne compliquent par elles-mêmes la délivrance, qu'en ce qu'elles peuvent apporter du retard dans l'accomplissement de cette fonction, en rendant imposibles les tractions sur la tige vasculaire. Comme dans le cas précédent, donc, on ne porte la main dans l'utérus pour extraire le délivre, que lorsque son *expulsion spontanée* ne s'opère pas, ou qu'il survient des accidents.

Manière d'opérer la délivrance artificielle.

Lorsque l'indication de délivrer artificiellement existe, on essaye d'abord, d'entraîner l'arrière-faix, par des tractions sur le cordon, en suivant les règles établies à l'occasion de la *délivrance naturelle*. Si elles échouent, ou bien si le cordon paraît être trop faible pour supporter les efforts des tractions, ou bien encore si cette tige vasculaire a été rompue, on porte la main dans la matrice pour aller à la recherche du délivre. Nous ajouterons même qu'il faudrait commencer par là si la délivrance était commandée par une *hémorrhagie foudroyante*.

Pour arriver au placenta, on glisse une main le long du cordon ombilical, préalablement tendu, avec l'autre main, qui, de cette manière, sert de guide; mais s'il n'existe plus parce qu'il a été arraché, on reconnaît la situation de ce corps à ce que la main arrivant sur lui :

1° Éprouve la sensation d'une surface molle, spongieuse et inégale, ou bien lisse, résistante et sillonnée par un réseau vasculaire, suivant qu'elle touche sa face *utérine* ou *fœtale*;

2° Dans ce point, l'utérus ne manifeste pas de sensibilité appréciable, tandis qu'il est très-sensible partout ailleurs ;

3° Si, pendant qu'une main est sur le gâteau placentaire, on applique l'autre sur ce point correspondant des parois abdominales, on voit que les parties ont plus d'épaisseur dans ce point que dans les autres régions de la cavité utérine.

Une fois que l'on a reconnu la situation du placenta, on en cherche la portion décollée et si elle siége sur un point de la circonférence, on glisse à plat, l'extrémité des doigts allongés entre cette portion détachée et la face interne de la matrice, puis on opère le décollement de la partie encore adhérente par une sorte de décortication, c'est-à-dire par des mouvements lents et modérés *de va et de vient*, comme lorsqu'on veut séparer deux feuilles de papier légèrement collées ensemble, ou bien encore comme l'on sépare, avec le manche d'un scalpel, deux muscles unis par du tissu cellulaire, mais avec la précaution d'agir plutôt sur le placenta que sur l'utérus. C'est surtout en procédant ainsi qu'on évite les déchirures et le renversement de ce dernier organe, et non en saisissant à pleine main la portion décollée du placenta, pour tirer dessus, comme le conseillent des accoucheurs forts recommandables par leur savoir et leur autorité en *obstétrique*. Est-il besoin de faire observer que pendant que l'une des mains opère le décolement, l'autre doit être placée sur les parois du ventre, vers le fond de l'utérus, pour fixer cet organe.

Lorsque le décollement partiel existe au centre du gâteau vasculaire, qui forme dans ce cas une saillie déterminée par du sang accumulé au-dessus, on perfore cette partie avec l'extrémité des doigts et on décolle ensuite du centre à la circonférence, comme il vient d'être dit précédemment.

Le placenta est-il adhérent dans toute son étendue, ce qui est très-rare, on glisse la main entre les membranes et l'utérus jusqu'à la circonférence du gâteau vasculaire, et on opère le décollement toujours d'après les mêmes principes. Dès qu'il est entièrement détaché, on le saisit et on l'entraîne d'abord dans le vagin en suivant la direction de l'axe du détroit abdominal, puis hors du vagin en le roulant plusieurs fois sur lui-même, comme il a été dit lors de la délivrance *naturelle*.

Enfin, dans les cas d'adhérence partielle trop solide, on renonce au décollement de cette portion, mais on déchire et on extrait les parties détachées.

Choix de la main pour opérer le décollement du placenta.

Toutes les fois qu'avant d'opérer la délivrance, on peut savoir quel est le point d'insertion du gâteau placentaire, le choix de la main n'est pas indifférent. Or, si on excepte les cas de rupture du cordon, cette connaissance peut s'acquérir à la direction de cette tige vasculaire.

Lorsque le placenta est inséré à droite de l'utérus, on se sert de la main gauche pour que la face palmaire qui est concave s'adapte à la surface spongieuse et convexe de ce corps, et la face dorsale, qui est convexe, corresponde à la face interne et concave de la matrice. Réciproquement quand il est inséré à gauche, on va décoller avec la main droite.

L'insertion a-t-elle lieu directement en avant ou en arrière de l'organe gestateur ? le choix de la main devient inutile

ERRATA.

—

Dans le titre de l'ouvrage, *lisez* : SUIVIE *au lieu de* : SUIVI.
Page   9, *ligne* 24, *lisez* : synonyme *au lieu de* : synonime.
—   21, — 22, —   inférieur , *au lieu de* : intérieur.
—   33, — 27, —   antérieure , *au lieu de* : antérieur.
—   39, — 10, —   ligament , *au lieu de* : igament.
—   52, —   2, —   cotylédons , *au lieu de* : cotylidons.
—   59, —   6, —   nuco-occipitale , *au lieu de* : nuco-occipital.
—   63, —   4, —   sacro-iliaque ou postérieure droite, *au lieu de* : sacro-iliaque postérieure.
—   65, — 28, —   pour la manière de les, *au lieu de* : opur la manière de ies.
—   66, —   1, —   tous , *au de lieu* : ous.
—   69, — 10, —   occipito-frontals , *au lieu de* : frontales.
—   70, —   1, —   antérieure et postérieure , *au lieu de* : antérieures et postérieures.
—   99. —   2. —   plan latéral, *au lieu de* : point latéral.
— 187, —   8, —   d'arrière en avant, *au lieu de* : derrière en avant.
— 193, —   1, —   rapprochés , *au lieu de* : rapprochée.
— 217, — 16, —   parcourait , *au lieu de* : parcourerait.
— 228, — 21, —   au-dessous, *au lieu de* : au-dessus.
— 233, —   6, —   presentation, *au lieu de* : présentatiou.
— 237, — 23, —   version, *au lieu de* : vepsion.
— 242, — 28, —   d'un , *au lieu de* : l'un.
— 249, —   9, —   droite , *au lieu de* : doite.
— 260, —   9, —   contondre, *au lieu de* : confondre,
— 265, — 26, —   front , *aa lieu dc* : ront.
— 282, — 11, —   puis, qu'on *au lieu dc* : puisqu'on.
— 303, —   8, —   si la tête était en mento-antérieure, *au lieu de* : est en mento-antérieure.
— 306, —   2, —   contractilité , *au lieu de* : contractibilité.
— 309, — 11, —   autres accidents , *au lieu de* : autre accidents.
— 310, — 18, —   vasculaire, *au lieu de* : vascutlaire.
— 320, —   4, —   obstétrique , *au lieu de* : obstétrtque.

TABLE DES MATIÈRES.

—

DEUXIÈME ESPÈCE.

TROISIÈME ESPÈCE.

QUATRIÈME ESPÈCE.

DEUXIÈME GENRE,

PREMIÈRE VARIÉTÉ.

POSITIONS DIAGONALES.

POSITIONS DIRECTES.

DEUXIÈME VARIÉTÉ.

TROISIÈME VARIÉTÉ.

CHAPITRE DEUXIÈME.

PREMIER ORDRE.

PREMIER GENRE.

PREMIÈRE ESPÈCE.

DEUXIÈME ESPÈCE.

TROISIÈME ESPÈCE.

DEUXIÈME GENRE.

PREMIÈRE ESPÈCE.

DEUXIÈME ESPÈCE.

TROISIÈME ESPÈCE.

TROISIÈME GENRE.

DEUXIÈME ORDRE.

LIBRAIRIE MÉDICALE DE Mme Ve HILDEBRAND.
cour de l'École-de-Médecine pratique.

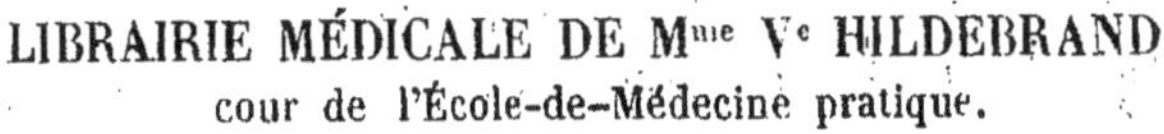

RECHERCHES

SUR

LA PHTHISIE PULMONAIRE,

PAR

J.-J. ALIMIR-CARCENAC.

PRIX : 1 FR.

On trouve à la même librairie, tous les ouvrages de Médecine, de Chirurgie, d'Histoire naturelle, de Botanique, de Physique, etc., Atlas d'Anatomie, Herbiers, Matières médicales et assortiment d'Ouvrages d'occasion.

Iustruments de Chirurgie, de Physique, Squelettes, etc., etc.

On expédie en province.

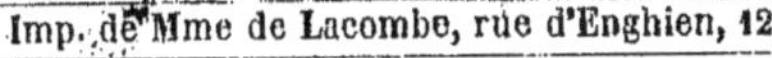

Imp. de Mme de Lacombe, rue d'Enghien, 12.